Good Sleep Book

前言

家事加上工作、育兒、人際關係，
獻給不論ON或OFF、每天都很努力的你。

回家後，雖然想悠哉度過，
但卻睡不好、半夜醒來、隔天身體覺得沉重、好像沒睡覺，
你是否曾有過這樣的經驗呢？

想休息卻沒時間，正是如此忙碌的人
才需要一點小訣竅，

簡單地撫慰身心，沉沉入睡。

本書中，除了有能放鬆心情的插畫，
還介紹在日常生活中，
能立刻進行的巧妙睡眠法，
以及改善睡眠品質的辦法。
一定能找到適合你的訣竅。

請稍微放下手機，
和這本書一起休整身心吧！

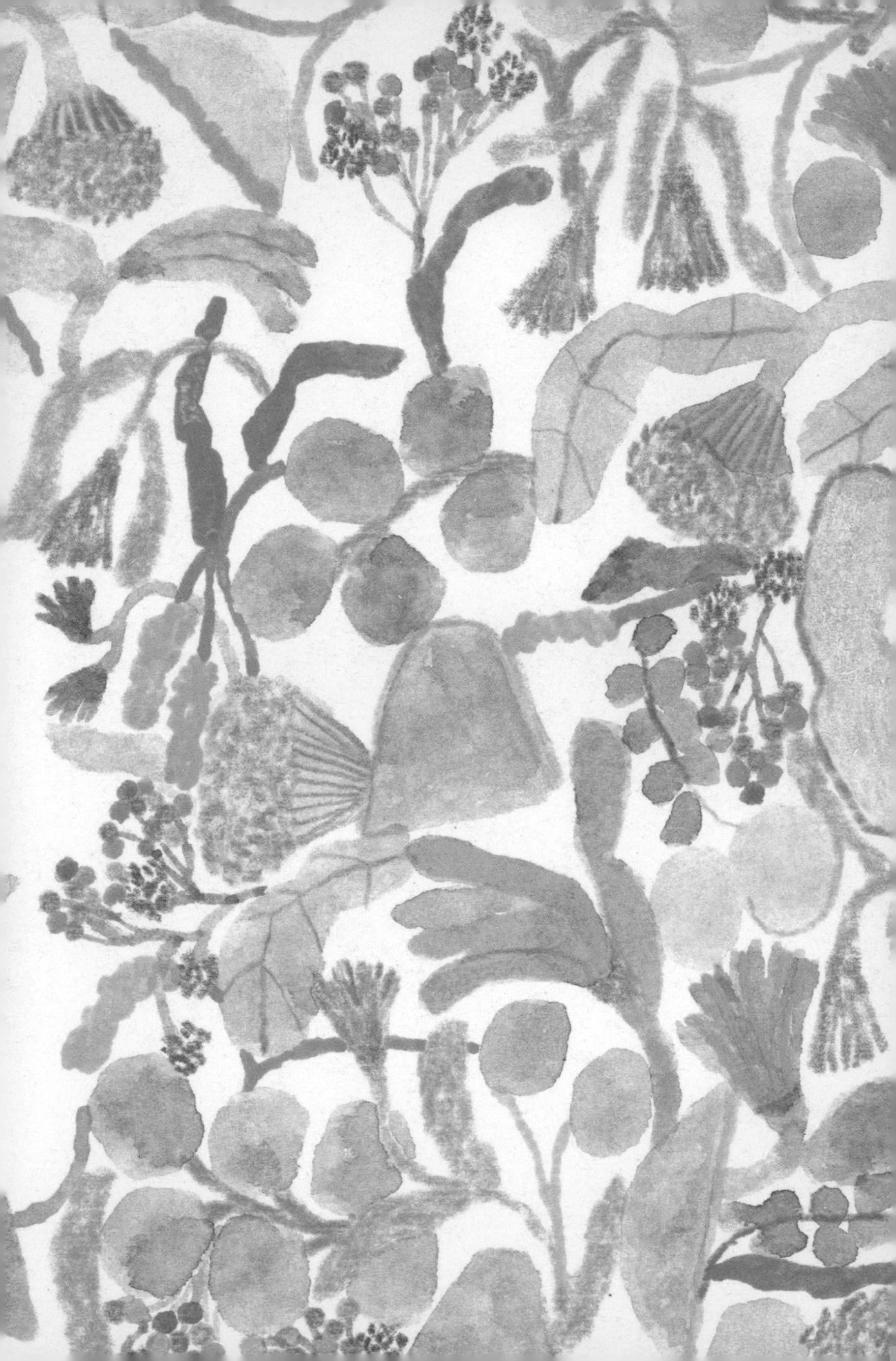

有很多辦法都是
從今晚起、從明天起
就能輕鬆又簡單地做到。

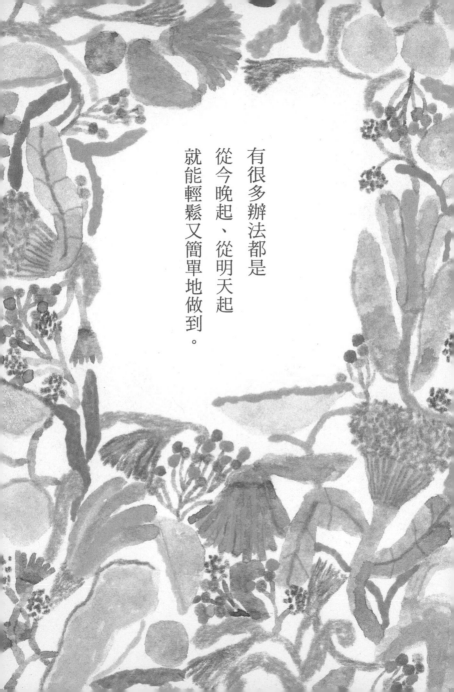

目錄

Part 1 白天

Part 2

傍晚

Part 3 床上

Part 4 深夜時

關於插圖

依照內容，可將有助入睡的方法分為以下五類，並配上插圖。書末則錄有不同分類的索引。

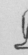

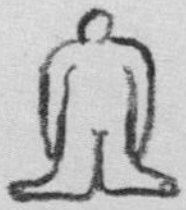

身體

關於放鬆身體的伸展及身體保養的內容。

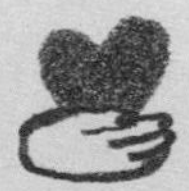

心靈

關於整頓心情與思考方式等心理面的內容。

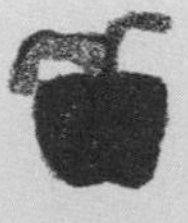

飲食

關於有助熟睡的食品或飲食法。

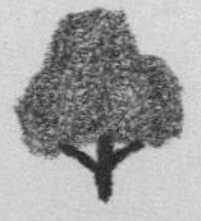

環境

關於光線、聲音、寢具等打造有益睡眠的內容。

知識

簡單彙整睡眠相關、最好能知道的知識。

Part 1

白天

為了能在夜晚熟睡，白天如何度過也很重要。本章統整了飲食與早晨的習慣、打造寢室的環境等，在明亮的時間能做到的好辦法。

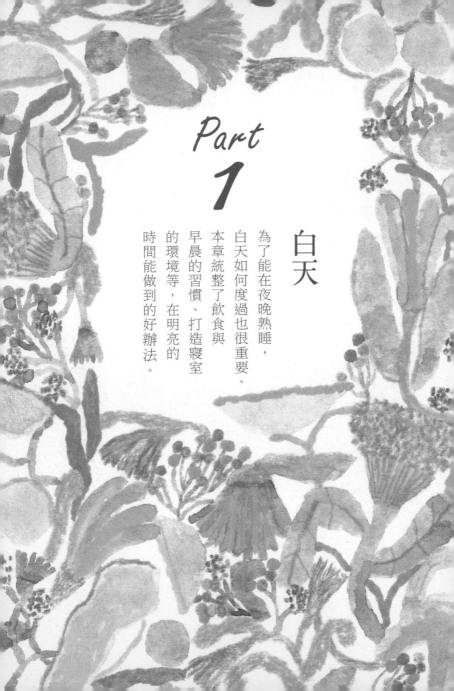

no 1 早上早點出門做日光浴

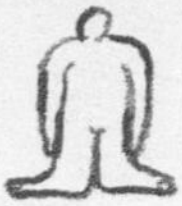

試著稍微重新修正
從起床到睡覺時的節奏吧！
「帶著疲勞，一直到勉勉強強撐不下去了再睡」
「吃飯時間總是不規律」
每天發生各種事，
行程也有被打亂的時候吧！

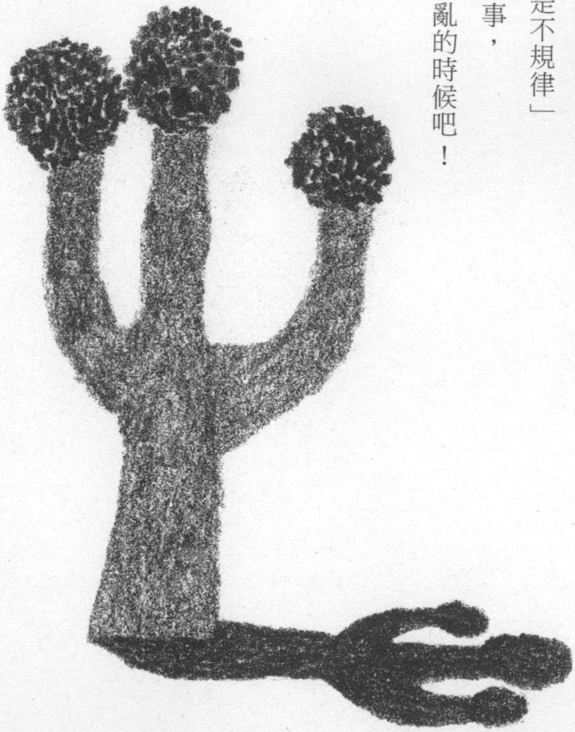

＊褪黑激素
掌管睡眠的荷爾蒙。暴露在強光中時會減少分泌，於十四時至十六時後，褪黑激素會大量分泌，讓人變得想睡。

要調整睡眠節奏，
首要重點是起床時間與白天的生活方式。
早上在同一時間起床吧！
稍微早點離開家，趁著通勤或散步，
順便做做早上的日光浴，
身心就會活躍起來。

一直在加班而難以決定傍晚行程的人，
首先可以從注意進行早上的日光浴開始。
在不勉強自己的範圍內修正節奏吧！

no2

起床時
檢查頭
是否
在枕頭上

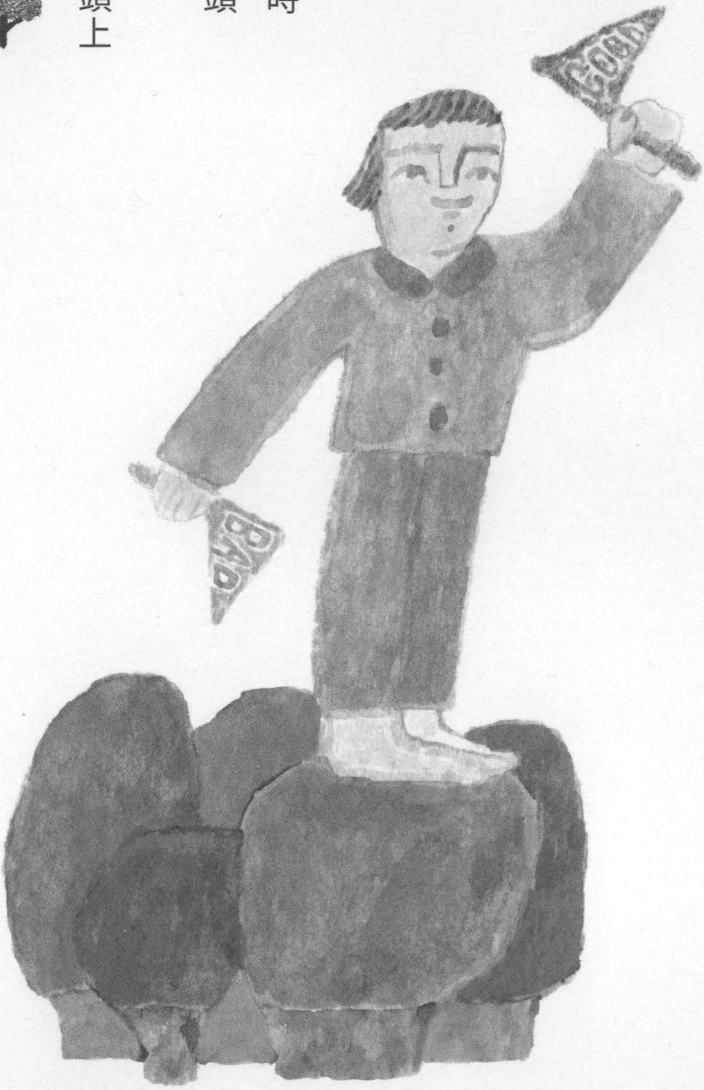

＊毛巾枕

將大浴巾折成四折，捲起來，做成直徑約十公分的圓桶狀，墊在頭下當枕頭。高度與形狀等可以配合自己做調整，很推薦給大家。

使用適合身體的枕頭吧！

早上起來時最適合做檢查。

早上，頭痛或肩膀異常僵硬，

原因或許就出在枕頭高度不適合。

也要重新評估枕頭是否過硬或過軟。

使用枕頭仰睡時，

檢查是否能自然呼吸？是否容易翻身？

是否能全身放鬆？

最好的枕頭是，側睡時，

額頭、鼻子、鎖骨凹陷處成一直線。

若高度不合，就試著增加、調整枕頭上的毛巾。

no3 試著改變床或棉被的位置

寢室對你而言是能感到安心的空間嗎？

若不是，請試著整理環境。

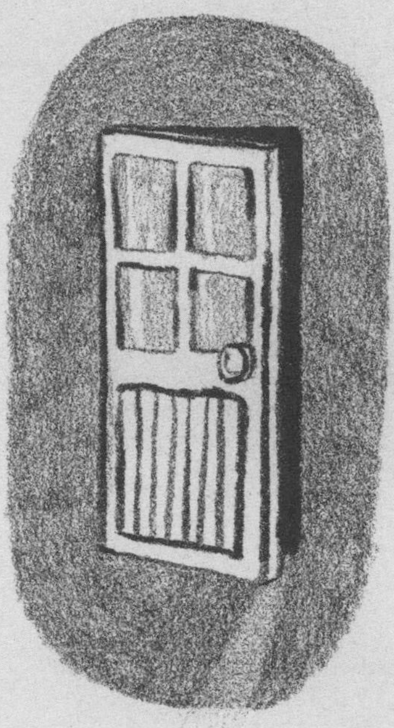

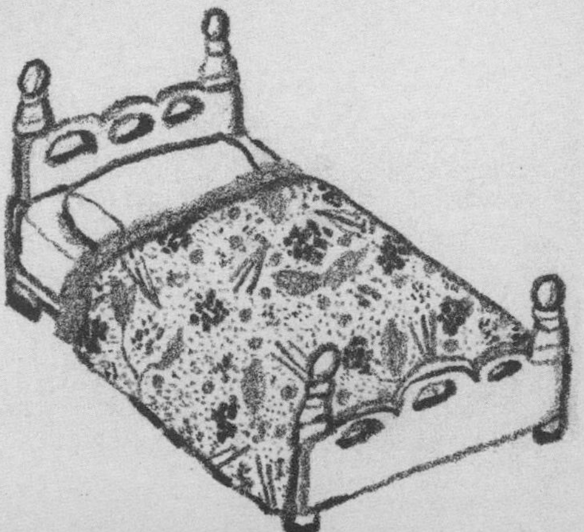

較為簡單的方式是改變床或棉被的位置。
寢具較長的一邊要距離牆壁十公分以上。
若緊貼牆壁，
溼氣會悶在裡面，透氣性不佳。

此外，床要盡可能遠離門。
頭的位置要在門的反方向，以腳對著門。
看到出入口，心理上來說會比較安心。
也要避免靠近大型家具，
以產生出「會不會倒下來？」的不安感。

no4 找到適合自己軟硬度的床墊

大家是否有過這樣的經驗？

一旦換了床墊或墊被，腰跟背就痛了起來……

我們一天有將近三分之一的時間是在寢具上度過。

這對身體有很大的影響，

所以請試著仔細重新評估一次吧！

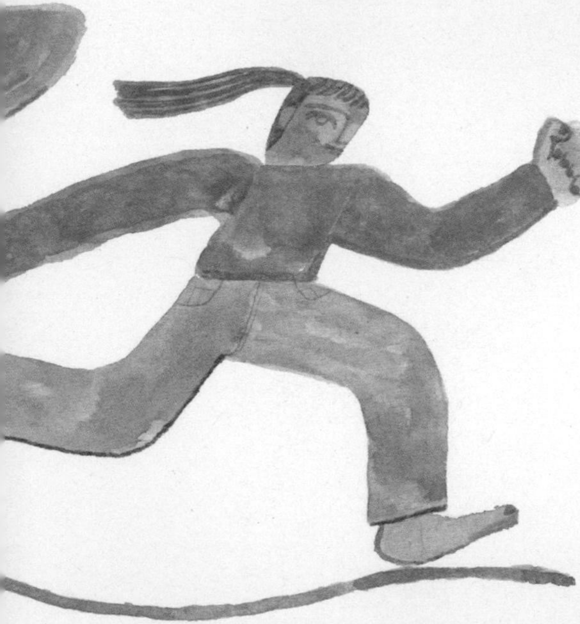

＊高反彈與低反彈

高反彈就是不會陷下去，有反彈力，特徵是容易翻身。低反彈較柔軟，很貼和身體，據說較適合側睡。

床墊要選用適合自己的軟硬度。

據說，纖瘦型的人較適合軟的，

肌肉型的人適合硬的，

實際上要視個人情況而定。

仔細在能試躺的店家做選擇，

別忘了也要試用枕頭。

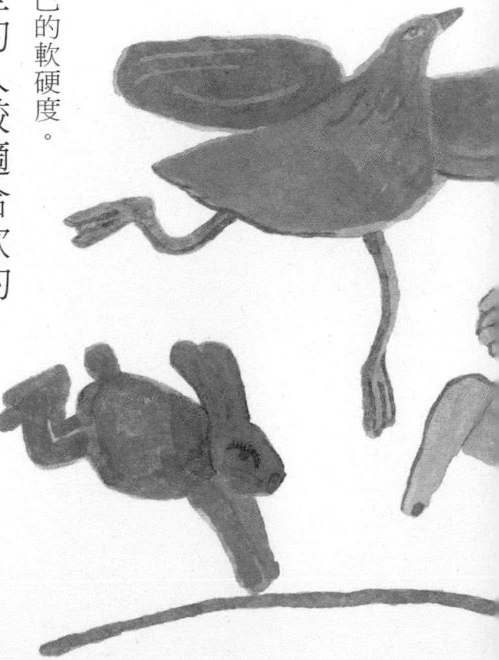

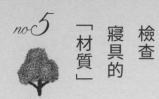

no5 檢查寢具的「材質」

就跟選擇衣服材質一樣，也來確認一下寢具的材質吧！

例如雖然一言以蔽之為「羽毛被」，
其實有各種等級的。
羽毛被的材質有羽絨和羽毛。

羽絨是膨鬆柔軟的「羽毛」，
而羽毛則含有硬的「羽梗」。

＊羽絨膨脹係數

羽毛被膨脹的情況會用羽絨膨脹係數（膨脹性）來表示。愈大品質愈高。四十羽絨膨脹係數以上的就是好產品。

若是被子，

推薦使用含羽絨90％以上的

比較柔軟。

墊被則以羊毛製的

保濕性、透氣性較佳。

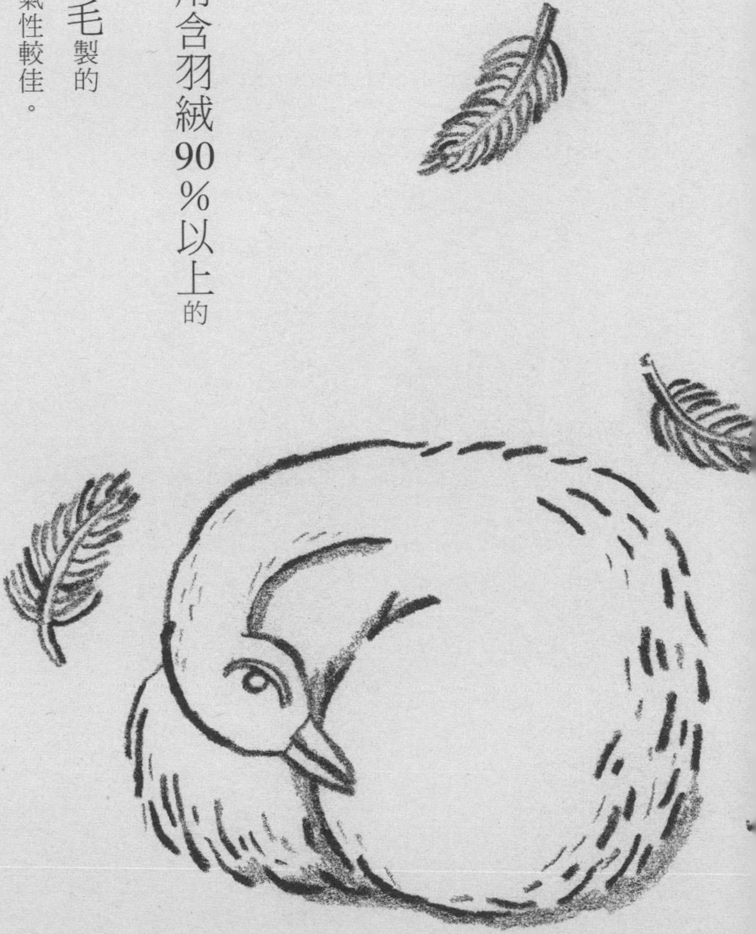

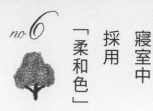

no 6 寢室中採用「柔和色」

寢室內有許多布製品，
像是窗簾、床罩、睡衣等。
要不要試著重新布置一下這些「色彩」？

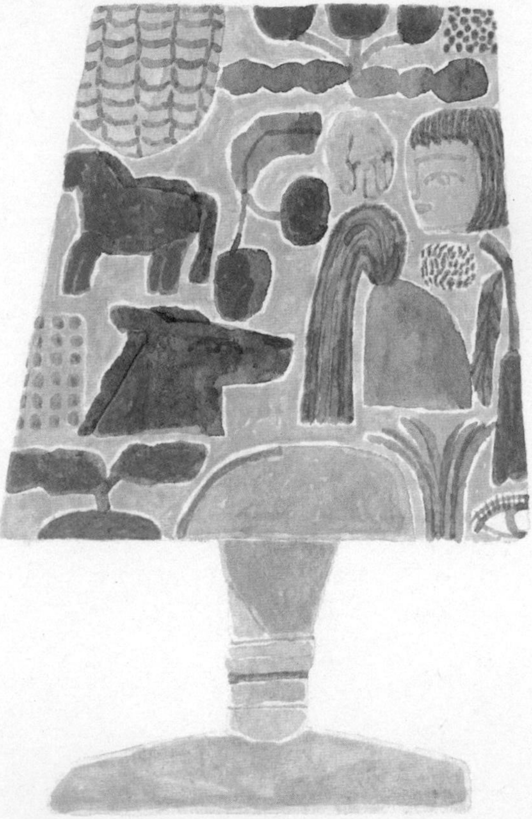

＊大地色

這些顏色是以大地、植物、海洋、天空等自然的色彩為意象。在藍色、褐色、綠色系中也包含有黃褐色、米色。

會引起緊張、興奮的紅色、橘色，
以及會提升注意力的黃色並不適合寢室。
要採用能讓人**聯想到天空或森林的**
藍色與綠色系色調。
粉蠟筆調性的淡色系也有放鬆的效果。

若想呈現女性化的感覺，就用**淺粉紅**。
只要採用間接照明，就會提升女性荷爾蒙。
此外，大地色系的**米色**也很適合營造放鬆的空間。
也可以試著配合季節，在冬天使用給人溫暖感覺的淡褐色等暖色系，
夏天則使用冷靜的淡藍色等冷色系。

悶熱難以入眠的夏夜裡，
寒冷徹骨的冬夜，
可以在寢具上下點功夫。

no 7 冬天選用「溫暖系」、夏天選用「清爽系」寢具

夏天就選用觸感清爽的寢具。

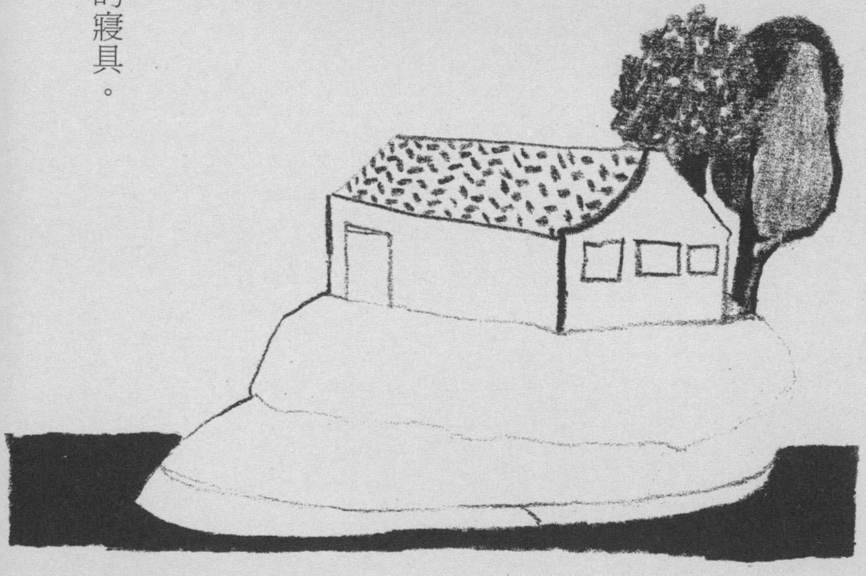

把燈心草墊鋪在床單上吧。

被套使用紗質的毯子。

既輕，透氣性也很好。

冬天，為了保暖會添加許多棉被，

但重量會給身體帶來負擔。

加上羽毛被，並在上頭加蓋上毛毯，就能守住熱。

手腳冰冷無法入睡的人，可以試著在睡前使用棉被乾燥機。

既溫暖又除濕，很舒適。

若是把被子鋪在地上，

可使用鋁箔膜阻隔來自地上的冷空氣。

＊小睡機能

這種機能是在一定的間隔時間中響鈴好幾次。雖很便利，但若想再睡一下，就會打壞睡眠的節奏，成為無法清爽起床的原因。最理想的是能一次就起床。

no 8

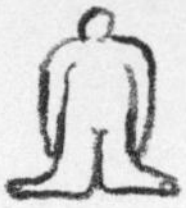

起床時
試著進行
「耳朵瑜珈」

早上起床時若迷迷糊糊沒有活力，做「耳朵瑜珈」很有效。

只要一邊緩慢呼吸，

一邊按摩、搖搖整個耳朵就好。

耳朵上有很多穴道，

只要觸摸，就能讓血流順暢並清醒過來。

也有美容、減肥的效果。

不需要道具就能輕鬆做到，請務必試試看。

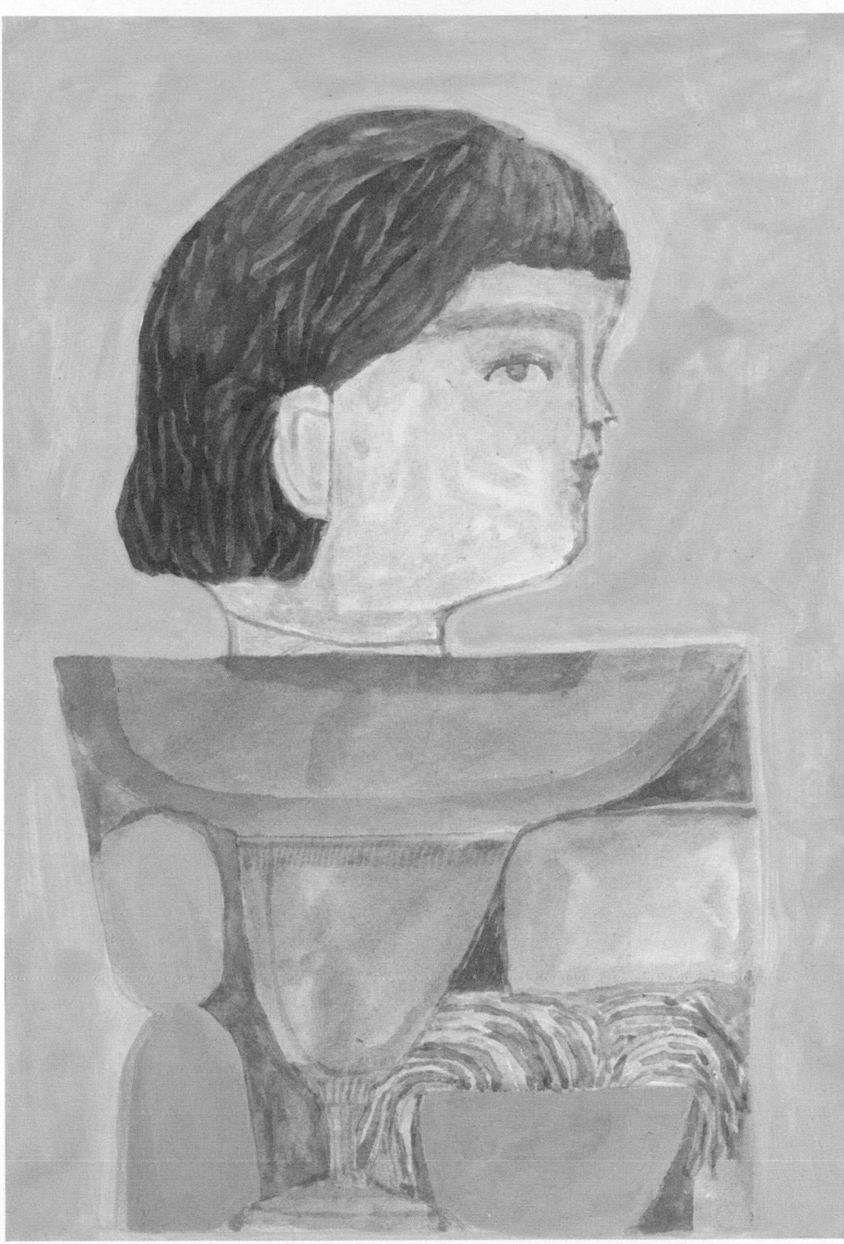

no 9

換成能透點光的窗簾

或許有很多人會在
寢室的窗戶裝上**遮光窗簾**。
根據所居住的環境不同，
或是為遮蔽街道上的燈光，
或是為守護隱私，
遮光性都很重要。

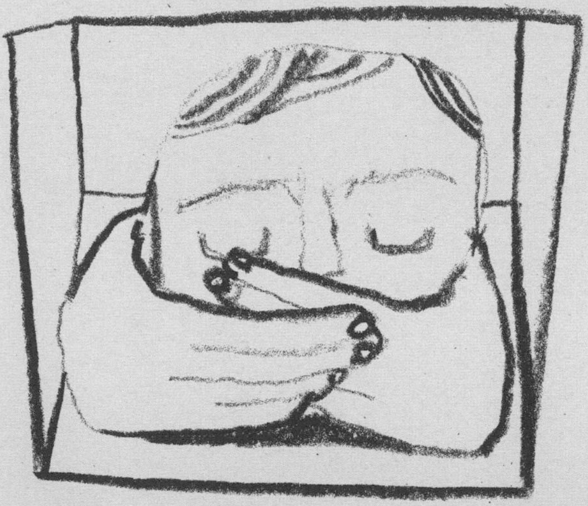

＊遮光的等級

遮光窗簾是有等級的，一級是全暗，連臉都看不見；二級是看得到臉以及周圍的景物；三級則是有些微暗感的程度。

可是，從清醒面來說，
比起完全遮蔽日光的窗簾，
能稍微感受到點亮光的會比較好。
較容易與
晨光一起迎來自然的清醒。
根據布的顏色不同，遮光性也不一樣。
不要選擇深色，
選擇淡色比較容易感受到太陽光。

no 10

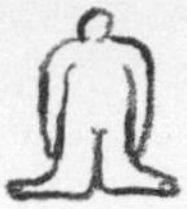

早上起床後喝一杯水

早上養成習慣
喝「一杯水」。

睡眠中，
汗會流得比想像中還多。
讓我們確實消除水分不足的問題吧。
將新鮮果汁或味噌湯加入到早餐的一道菜中，
以滋潤乾渴的身體。

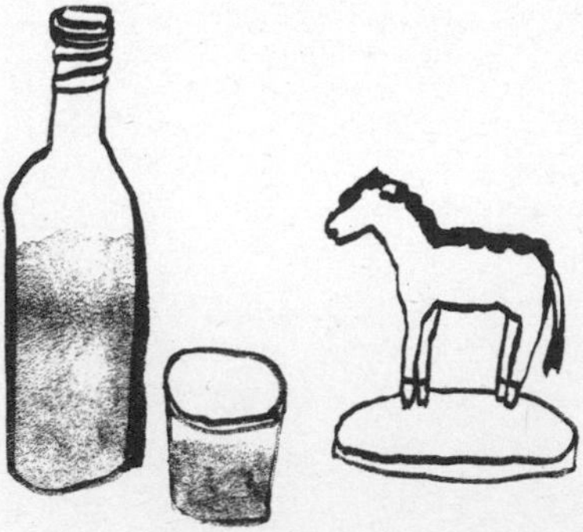

no 11

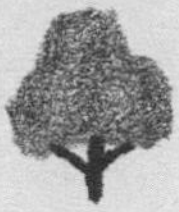

起床後迅速收拾寢室

勤奮整理寢室吧。
不努力大掃除也沒關係。

養成習慣，早上起來時，迅速整理好亂脫的睡衣、毛毯。

將脫下的東西，如襪子、衣服等放入籃中。
打開窗簾與窗戶換氣。
看到一半的書總會放在手邊就去睡覺，
但放回固定位置，就能轉換心情。

no 12

早餐吃香蕉來進行「腸活」

好好吃早餐，促進腸道的活動吧！

沒時間吃早餐的人，
可以喝牛奶或是吃穀片、堅果。

早上沒什麼食欲的人，
也可以喝些蔬菜汁等輕食，
總之吃些什麼以給予腸道刺激吧！

有好好吃早餐的人，
為了能更好的調整腸內環境，
要留意食物纖維。

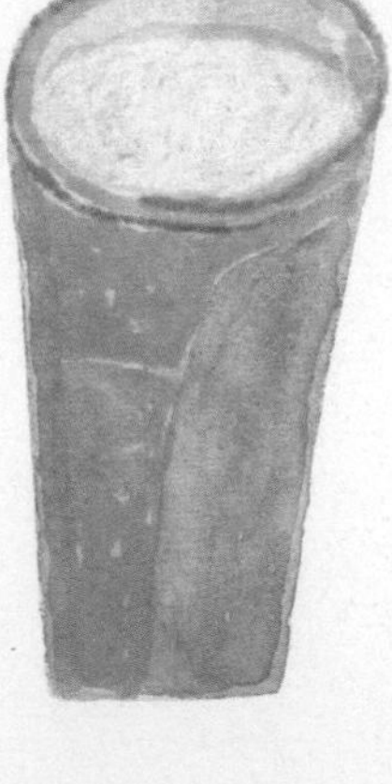

＊食物纖維

食物中的這個成分不會被消化，會被直接送到大腸，能調整腸道。富含於穀物、薯類、豆類、蔬菜、水果、菇類、海藻等中。

香蕉是富含**食物纖維**的水果，所以很推薦食用。

據說調整好腸內環境後，睡眠品質就會變好。

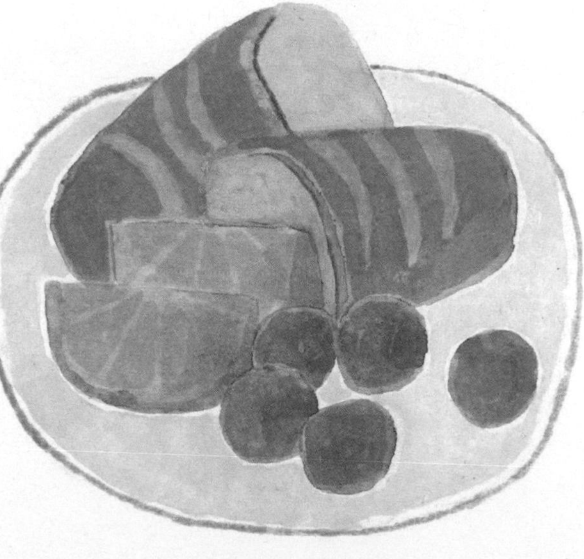

no 13

關於安眠的三個營養素「GABA」「甘胺酸」「色胺酸」

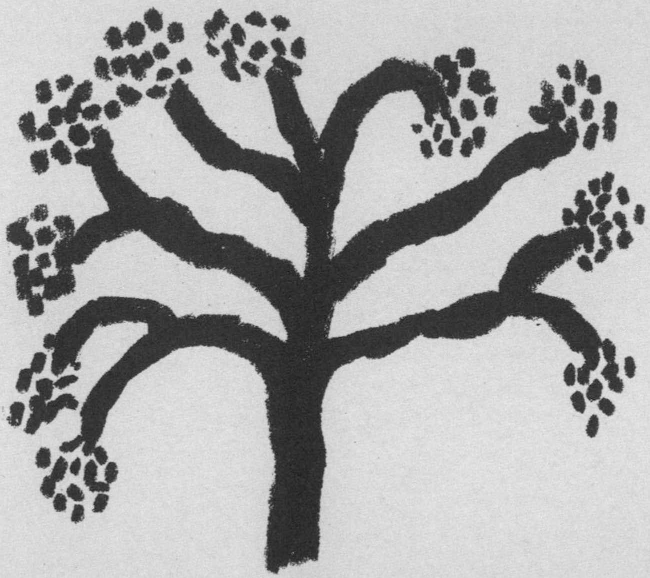

GABA（γ胺基丁酸）、甘胺酸、色胺酸
是最近特別受到矚目的、
與安眠有很大關係的營養素。

GABA能鎮定興奮與不安；
甘胺酸能改善睡眠品質；
色胺酸則有助分泌對睡眠至關重要的
褪黑激素原料——血清素。

不需要努力記住營養素的名字，
只要在選擇食物時稍微留意些，
或許就能感知到身體與心靈上的變化。

no 14

吃蝦子及烏賊等海鮮類食品

最近在藥局或超商都能看到「助眠保健食品」。
其實這些保健食品中，
多含有前頁中所提及的甘胺酸。

甘胺酸是胺基酸，也能從肉類以及魚類中攝取。
尤其富含於蝦子、帆立貝、烏賊等食物中，
既美味又能獲得成效。
甘胺酸能改善手腳血液循環，
降低深部體溫，
不好入睡的人、淺眠的人可以試著多吃些。

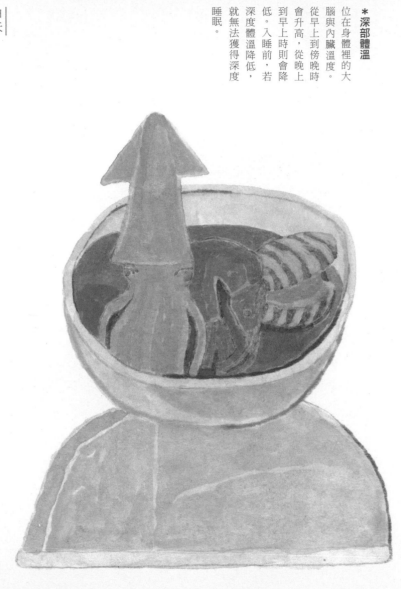

＊深部體溫

位在身體裡的大腦與內臟溫度。從早上到傍晚時會升高，從晚上到早上時則會降低。入睡前，若深度體溫降低，就無法獲得深度睡眠。

no15 吃發芽米及發酵食品

第三十六頁介紹過了GABA（γ-胺基丁酸）。
最近也販賣有含GABA的
巧克力及茶飲。
據說能減輕壓力與不安，
有很多人都嘗試過了。

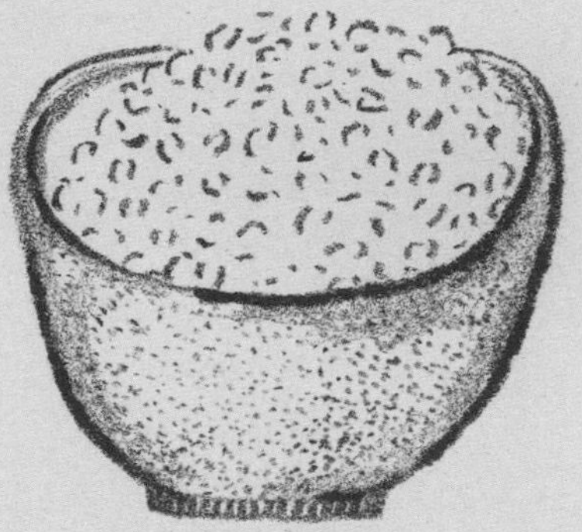

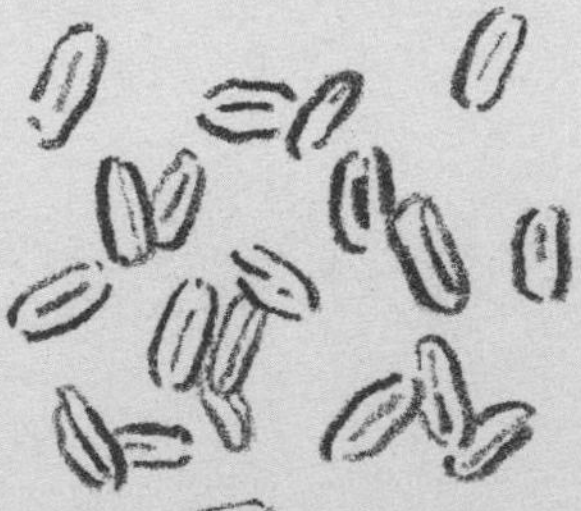

GABA

＊腸道環境與褪黑激素

褪黑激素是會產生出睡意的荷爾蒙。製成的地方雖是在腦內，但已知其多是透過調整腸道環境而生成。

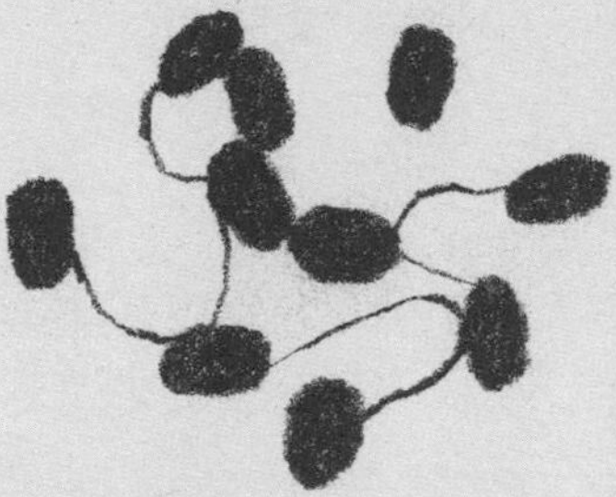

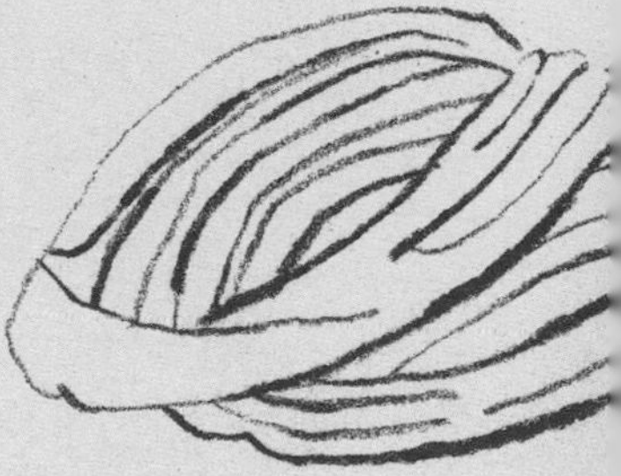

富含GABA的食品有

發芽米、泡菜、納豆等部分發酵食品，

以及番茄、小黃瓜等夏季蔬菜。

其中，發芽米所含GABA是白米的十倍。

試著將一天中的一頓主食換成發芽米，

就能持續攝取到GABA。

no 16

早餐中加入乳製品及大豆製品

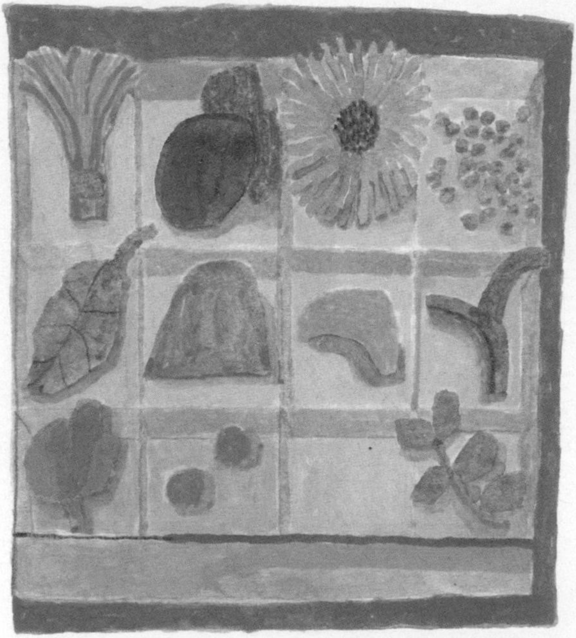

睡眠荷爾蒙「褪黑激素」的原料為**色胺酸**。

色胺酸是必須胺基酸，無法在人體內生成，

必須靠飲食攝取。

除了肉類、魚類，在日常食品中也含有，例如起司、

優酪乳等乳製品，以及味噌、納豆等大豆製品中，

只要飲食均衡就OK。

杏仁及核桃等堅果類也有。

適合當作早餐的食材很多，試著留心添加入一道吧！

no 17 吃飯時要好好咀嚼

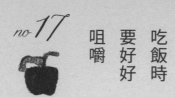

從以前人們就說，吃飯時要好好咀嚼，
但一忙起來就馬虎草率。

好好咀嚼不僅有助消化，
也有分泌幸福荷爾蒙
「血清素」的效果。
血清素是睡眠荷爾蒙「褪黑激素」的原料，
對睡眠來說很重要。

serotonin
Melatonin

若持續著淺眠、感到憂鬱、沮喪，
就不會有食欲……。
這時候要留心一口一口地
專注在好好咀嚼上。
若能透過飲食獲得良好的睡眠，
也能消除不安，產生良性循環。

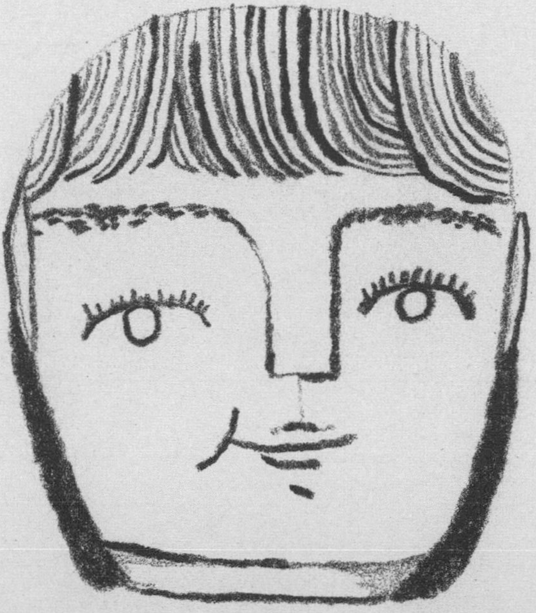

no 18

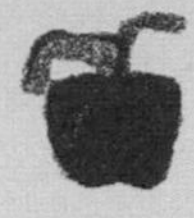

選用「新鮮」「當令」的食材

多選用對身體有益處的食材是很棒的一件事。
但是，營養價值最高的還是「**當令的食材**」。

因為溫室栽培、養殖、進口，以及保存技術的進步，
全年都能享用到的食材增加了。
只要聽說「〇〇似乎很有效」，不論何時都能吃到。

可是，在居住土地上所採摘的新鮮食材，
才是**營養滿分！**而且也是最好吃的。

不新鮮又氧化的食材，
不論被說有多少效能，
都已然流失了營養素，
而且只會帶給身體不好的影響。
要盡可能選用新鮮食材，
在仍保有新鮮度時享用。

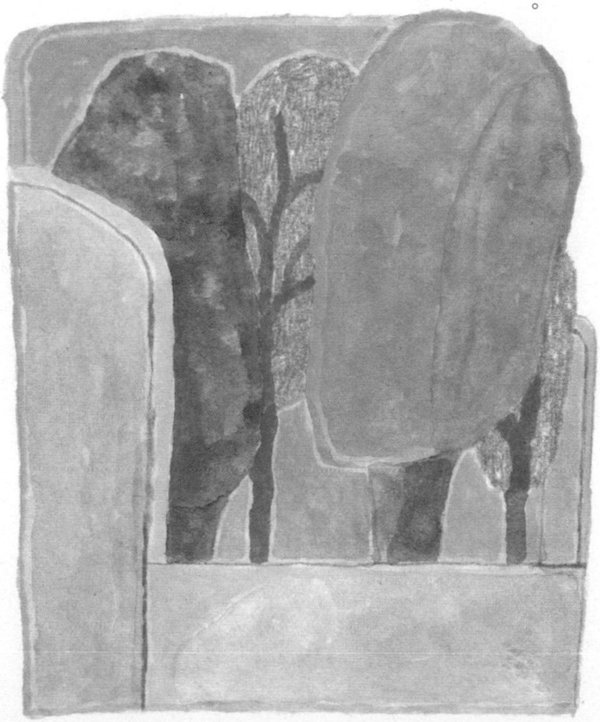

no 19

早上喝生薑蜂蜜紅茶

為了睡好覺，白天的活動必不可少。

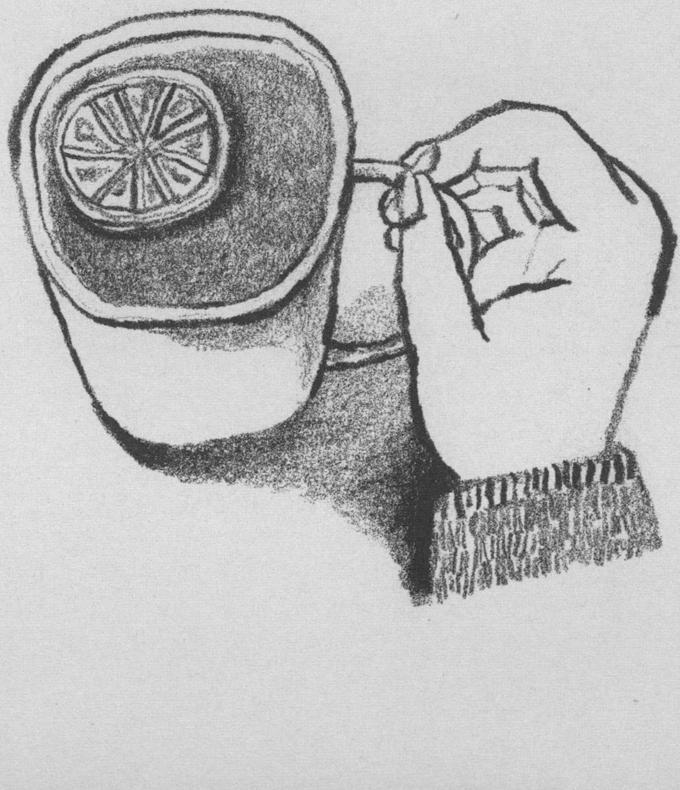

舒暢的疲憊感會帶來深層的睡眠，
藉由睡眠，就能生出活動能量。
陰陽平衡很重要。

早上喝紅茶可攝取陽性能量。

紅茶中所含的茶胺酸會促使人暢快地清醒起來。
這樣雖然也很好，
但也請試試「生薑蜂蜜紅茶」吧！
做法很簡單，只要在紅茶中加入生薑泥與蜂蜜混合攪勻
即可。生薑泥用市售軟管狀的也OK。
這能溫暖身體，在寒冷時節，也能預防感冒。

no.20

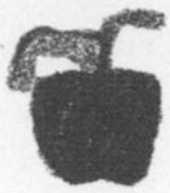

試著戒掉速食及零食

沖泡食品以及速食食品，
幫了忙碌現代人一個大忙，
是忙碌生活不可或缺的必備品。

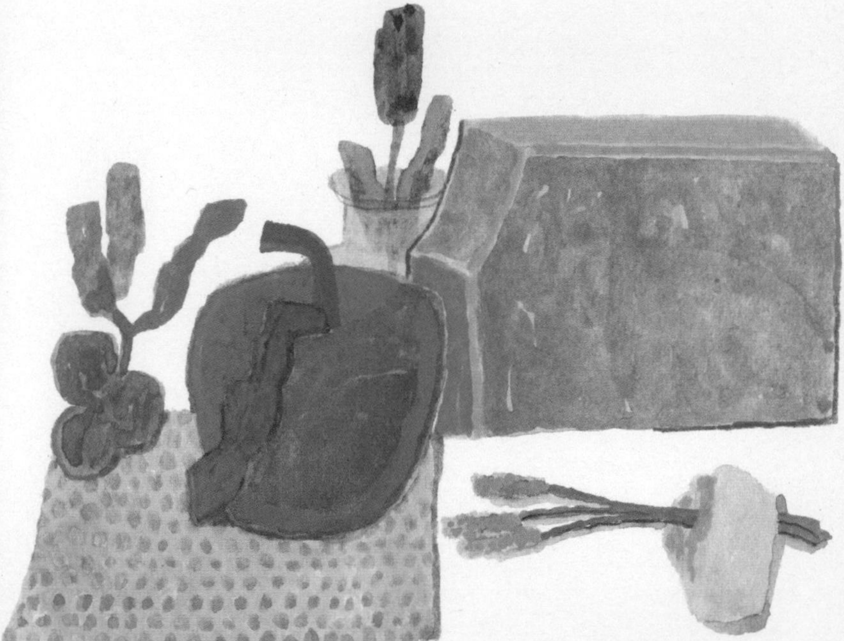

平常吃太多而難以入眠型的人，

要不要試著停吃一段時間呢？

這些食品為了能長久保存，都添加了許多的「磷酸鹽」。
若攝取過多，會妨礙鈣與鋅的吸收，

成為煩躁的原因或導致興奮。

磷酸鹽也多會使用在點心零食與加工肉品上，攝取要適量。
請避免食用加工肉品，盡可能選用接近原形的食物。

no.21 將西式換成日式的菜單

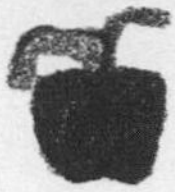

總感覺身體不適、身體好重、很煩躁……。
有這些煩惱的人，
試試看**以和食為主的生活。**

早上是麵包、中餐是義大利麵，
現代飲食就像這樣，都是以西式為主。
米飯比麵包好，烏龍麵比義大利麵好。
試著將西式菜單換成日式的菜單吧！

no22

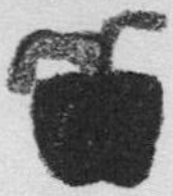

試著進行輕斷食

＊**禁食**（**fasting**）

就是斷食。在一定期間內不吃東西，讓腸胃休息。這方式在瘦身法中也成了話題。空腹時，會分泌幸福荷爾蒙腦內啡，變成放鬆的狀態。

一星期一次，試著空出時間，
好好感受空腹感。

腸胃獲得了休息，血液循環也會變好。
不過，若要進行真正的斷食，需要專家的指導。
首先，盡可能空出吃晚餐與早餐的時間，
留心**早點吃晚餐**，製造空腹的時間吧！

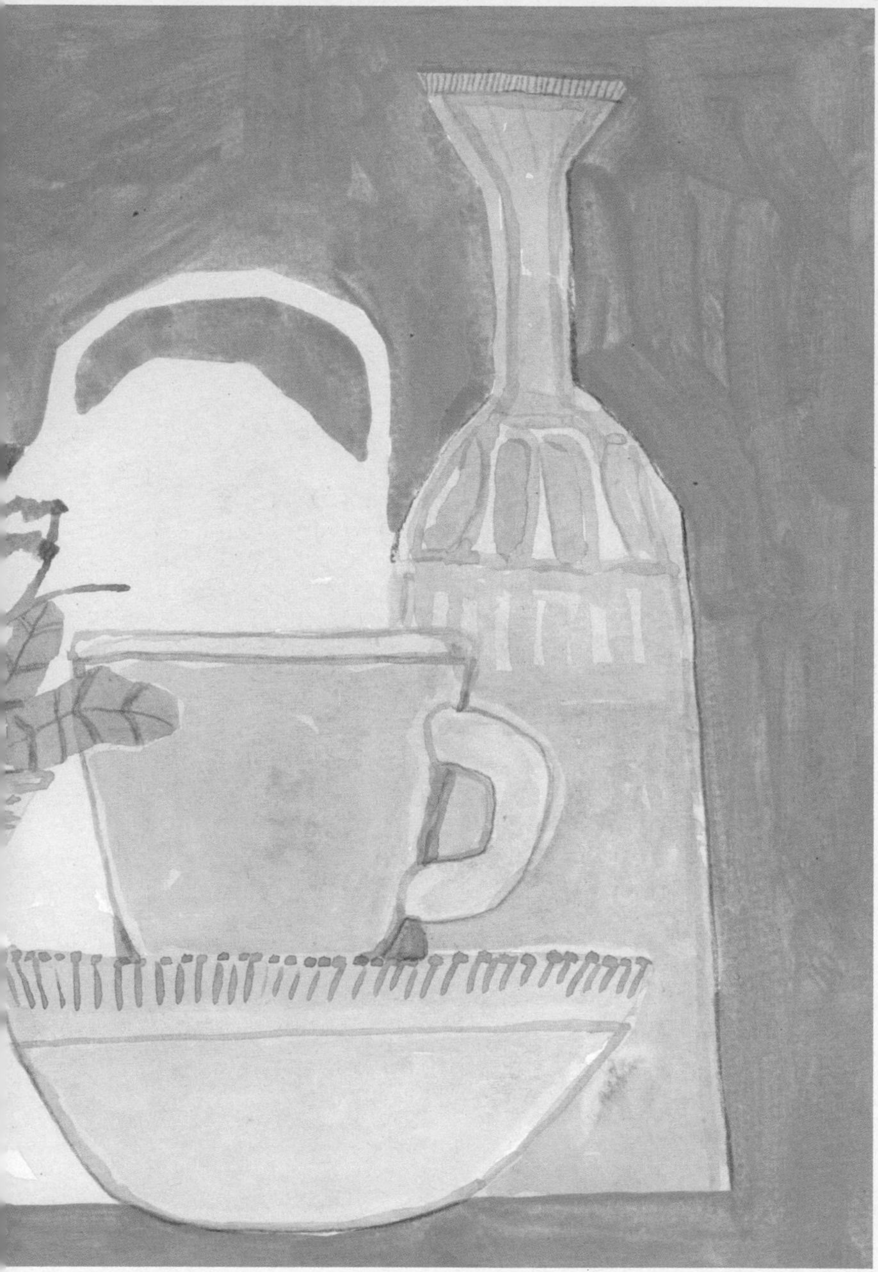

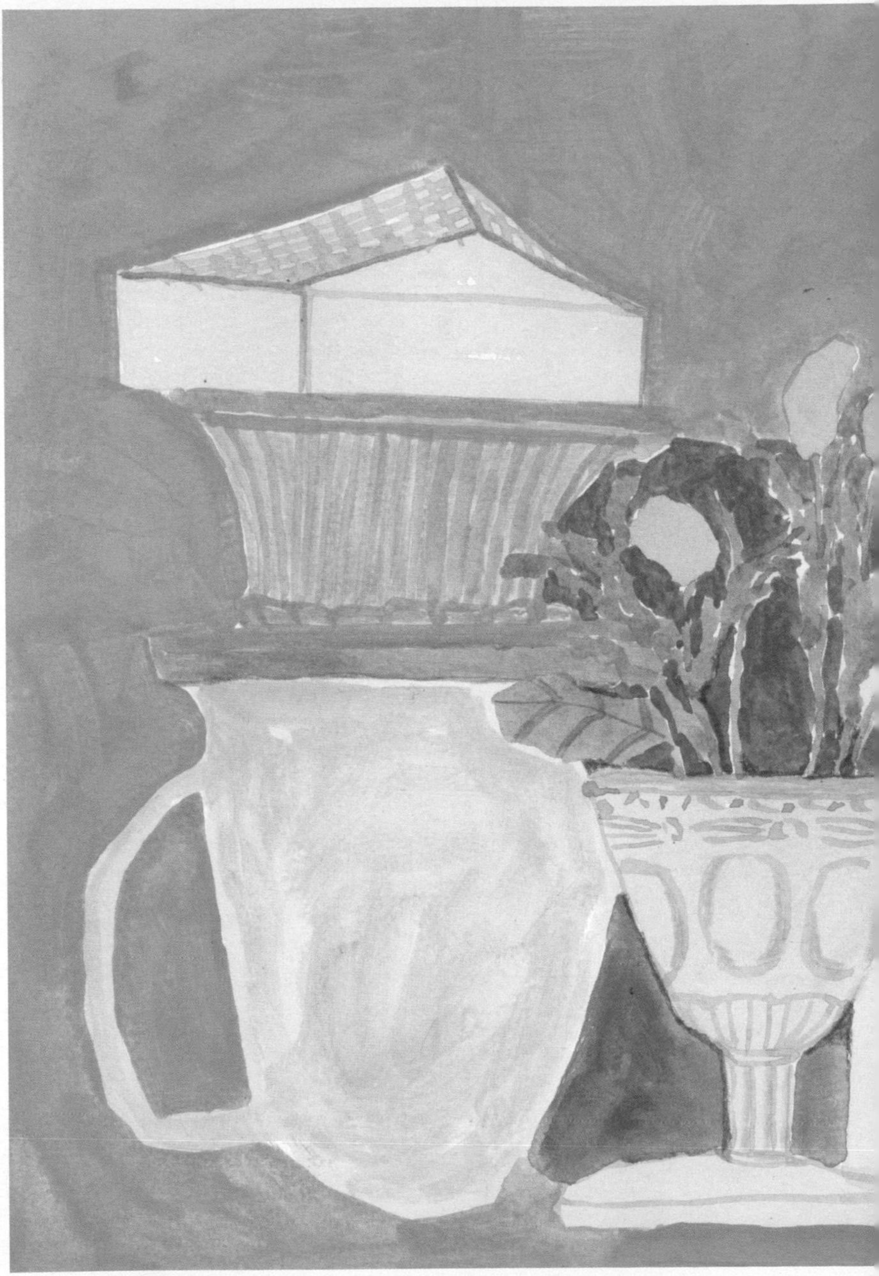

no.23

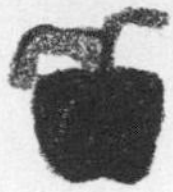

將芹菜、鴨兒芹、荷蘭芹當成常備菜

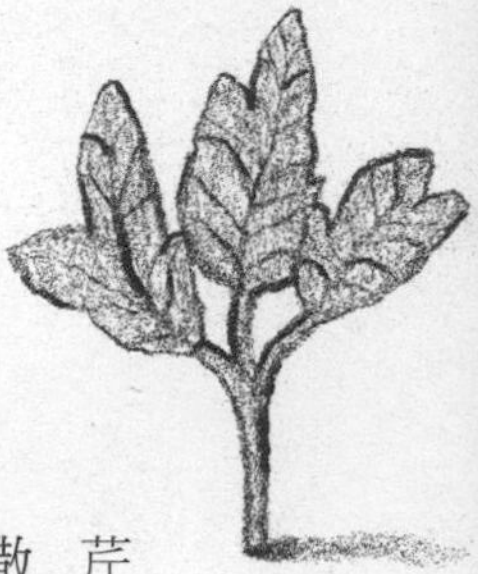

芹菜、鴨兒芹、荷蘭芹等
繖形科的蔬菜
有助消除壓力，
能平靜心情。

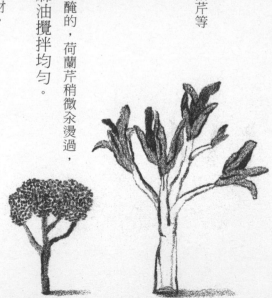

芹菜、鴨兒芹剁碎用醃的，荷蘭芹稍微汆燙過，
加入鹽昆布、芝麻油攪拌均勻。

若能獲得許多新鮮食材，
建議可以先做成常備菜，
在忙碌的每一天就能輕鬆食用。

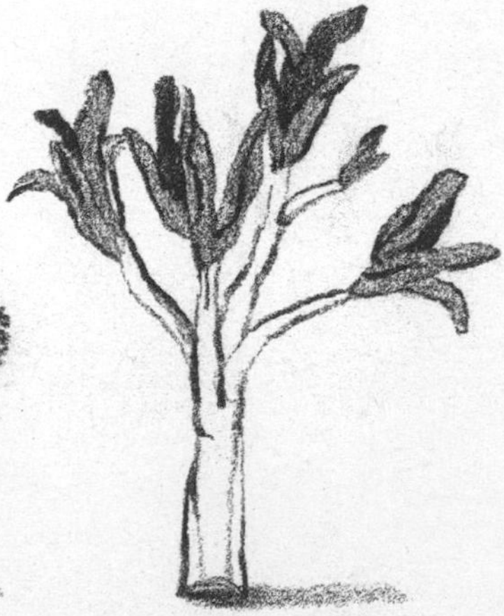

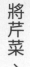

no 24

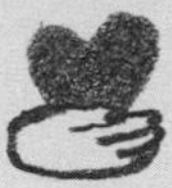

先處理討厭的事

被焦急的時間追著跑，即是自律神經紊亂之源。

雖然總不禁會一一延後不擅長的事、討厭的事，
但若最後會變得焦急不已，

先處理完才是上策。

為了能睡得安穩，
請養成習慣，從一開始就先處理討厭的事吧！只要想著：

「只要做完這個，
之後就可以只做喜歡的事了！」
就能提升動機。

no.25 知道自己的失眠類型

現代人，五人中就有一人為睡眠問題所苦。
其中原因各有不同，但可分為四大類型。

躺床上後超過三十分鐘還睡不著的「入睡困難型」；
淺眠、半夜會起來好幾次的「中途覺醒型」；
比預定起床時間還早醒來而睡不著的「早期覺醒型」；
無法熟睡，
起來後也不舒暢的「熟睡障礙型」。

大家是否都曾至少體驗過上述任一症狀？
只要任一狀態只要持續一個月以上，
並在白天造成了障礙，一般就會認定為是失眠症。

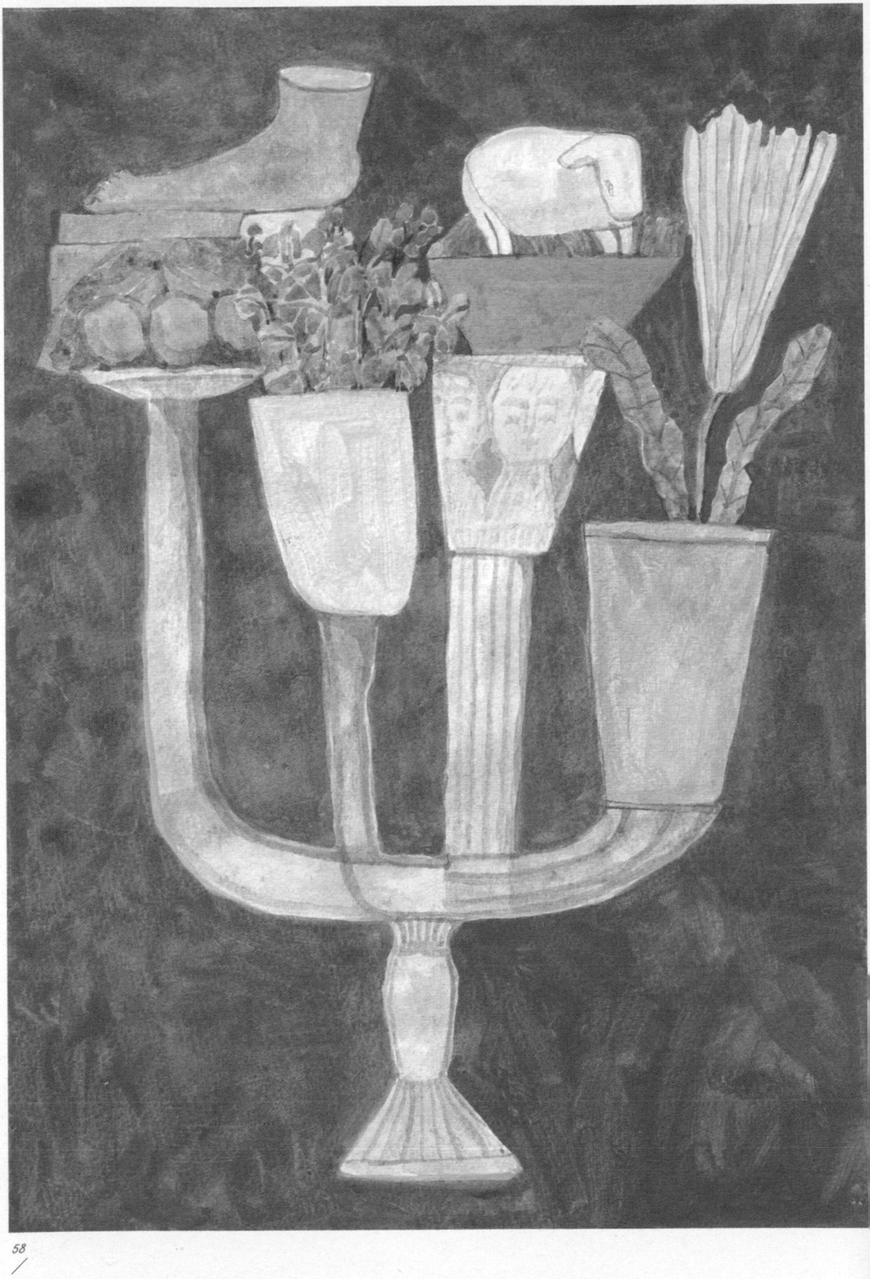

no.26

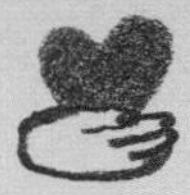

若是入睡困難，中途醒來型，就轉換心情

若是難以入睡的「入睡困難型」
與淺眠的「中途覺醒型」，
很多人都是屬於會不知不覺
思索未來事情的「多慮性」人。

覺得：「真是說中了啊～」的人，
要練習巧妙轉換心情。

預先設定好轉換心情的方法吧！

像是接觸最喜歡的書或音樂、
和朋友講上一個長長的電話、
去喜歡的咖啡廳、
吃喜歡的食物、放聲高歌等。
哇哇大哭也能讓人暢快無比，
所以很推薦。

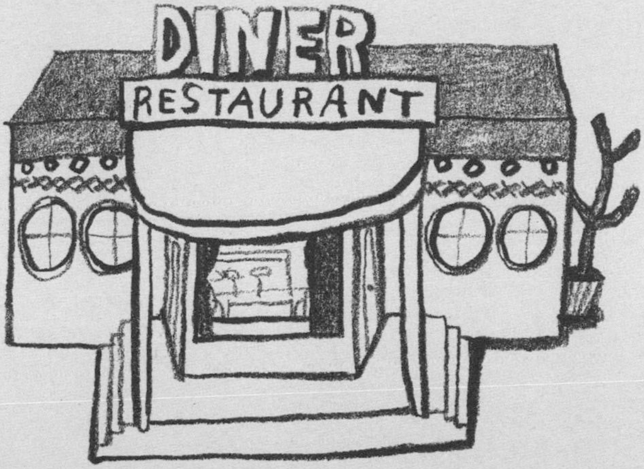

no27

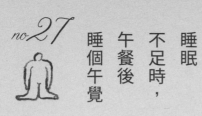

睡眠不足時，午餐後睡個午覺

現在的雙薪家庭增加了。
雖不到不眠不休，但也會因工作或家務而推遲就寢時間，

因為很忙而沒有時間睡覺……

或許有很多人都是這樣。

不加班！休息不做家務！
若能這樣當然很好，但現實不可能如此。

想睡而很痛苦的時候，可以在午休或用完餐後小睡一下。

既能恢復精神，也能提升下午的效率。

若只睡十五分到二十分左右的時間，就不會影響到晚上的睡眠。
可以靠在椅子上睡或趴在桌上閉目休息。

＊睡眠負債

若一再睡眠不足，會提高生病的風險，也容易影響到日常生活。若每天的睡眠不到七小時，就容易累積睡眠負債。

實在沒有時間時，

即便只閉目養神一分鐘，

也能讓身體休息，多少回復點精神。

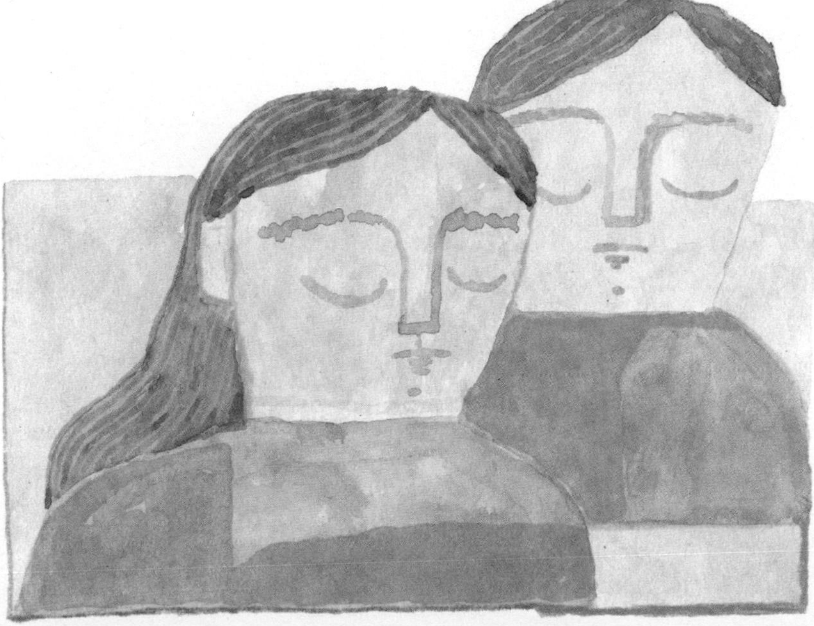

no.28

完整認識自我

據說，很多人的自我肯定感都很低。
也就是總會責備自己「不行」。
若能反省並好好在下次活用經驗還好，
但煩惱的負面循環是失眠的元兇。

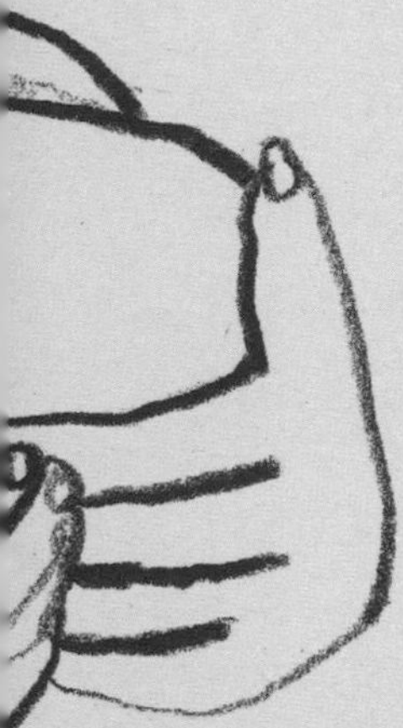

most good way
to be warm
we need hug, always.
we are forever alone.
but we can share
good and bad things
with each other.
big hug with small hands.

包含不行的一面在內，
請認可「我這樣就很好」。

或許這很難，但很重要。

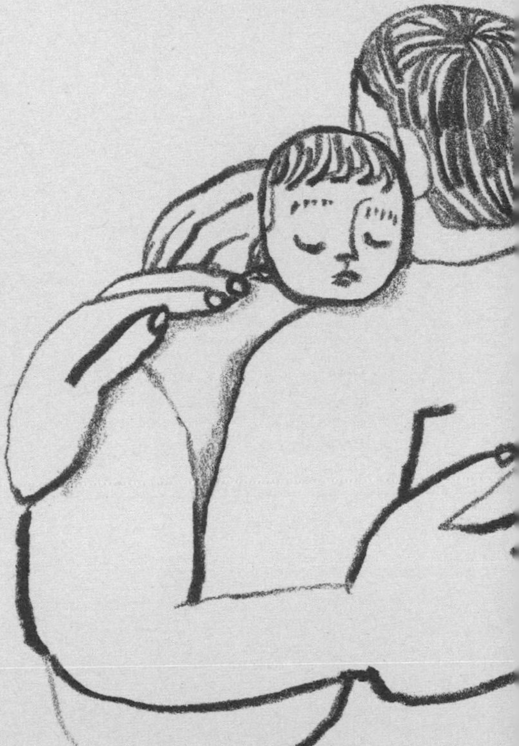

no.29 清早醒來型與熟睡障礙型，白天要過得充實

早起的「早期覺醒型」與睡了也不舒暢的「熟睡障礙型」

是夜貓子型人，以及白天活動較少的人。

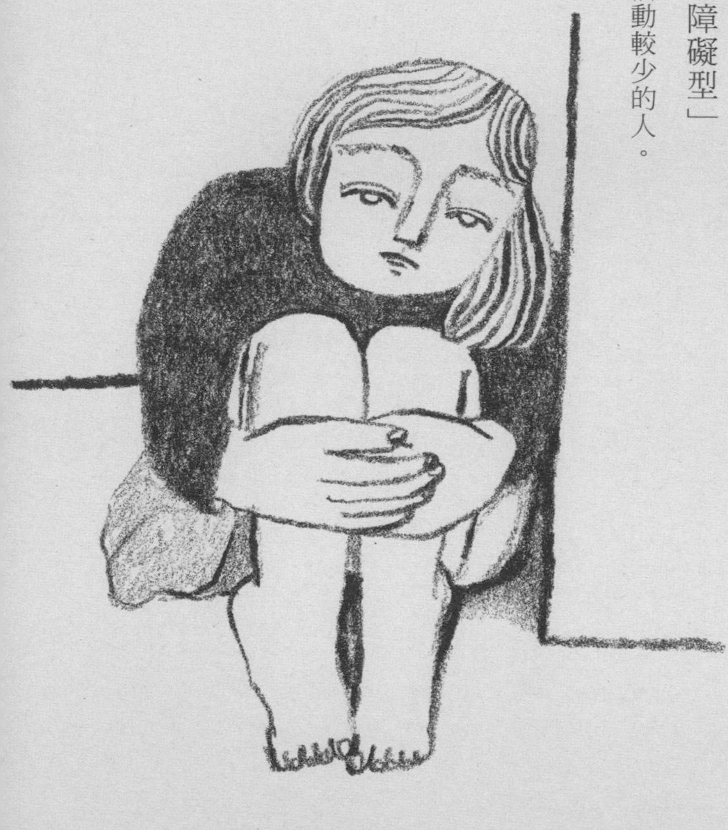

若自己生活節奏就是這樣的人，請重新修正過來。
若工作並沒有那麼忙，
就以興趣、活動等方式來充實度過醒著的時間吧！
試著讓身體比大腦更累。

此外，隨著年齡的增長，會變得早起很自然。
若沒有對日常生活造成問題，就不用太在意，
這也是一種觀點。

不過，清晨就醒來也是憂鬱症的典型症狀。
若白天也有提不起勁來的問題，
或許就必須好好審視症狀。

no30

「微睡眠」是危險訊號，要立刻休息

各位是否有在一瞬間睡著了的經驗？
也就是「睡著」或「瞬間的瞌睡」，
我們稱此為「微睡眠」。
時間僅有一秒到十秒。有時本人並不會察覺，
會因在開車中或上下樓梯等情況而伴隨有危險。
這就是睡眠極度不足的證據，
是大腦處於疲憊的狀態。
這是危險信號，請無論如何都要確保有時間躺下休息。

＊海洋生物的睡眠
烏賊及鯨魚平常都會進行微睡眠。

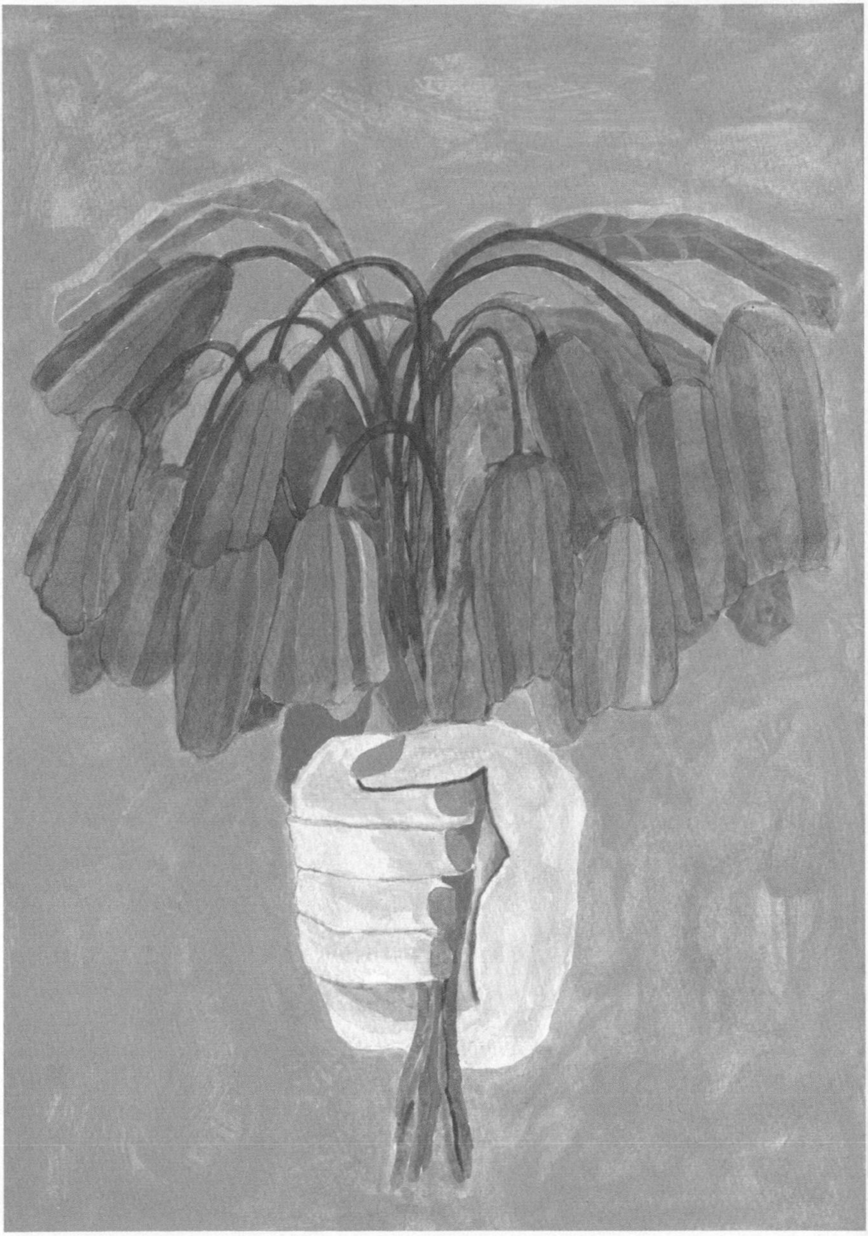

no31

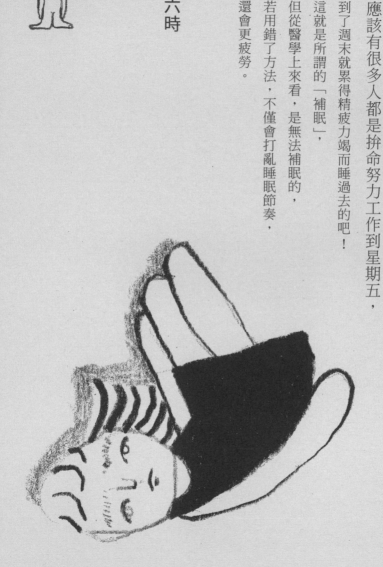

星期六時再多睡些

應該有很多人都是拚命努力工作到星期五，
到了週末就累得精疲力竭而睡過去的吧！
這就是所謂的「補眠」，
但從醫學上來看，是無法補眠的，
若用錯了方法，不僅會打亂睡眠節奏，
還會更疲勞。

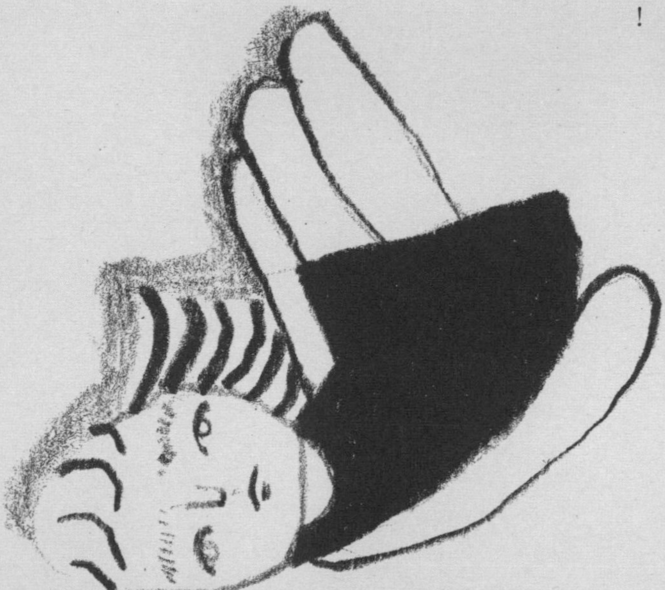

＊生理時鐘

早上醒來、有空腹感、晚上想睡覺，打造像這樣二十四小時生活節奏的就是生理時鐘。此外，這種節奏也被稱為晝夜節律（circadian rhythm）。

訣竅在於，若六日都休假，

就在星期六多睡些。

若想推遲起床時間，只要比平常時間晚兩個小時以內起床，

就能利用太陽光重設生理時鐘。

至於星期日，則是和平常相同時間起床。

睡眠最重要的不是長短，

而是節奏。

請把讓身體休息擺第一，

閒適地度過休假日吧！

no32

知道適合自己的睡眠時間

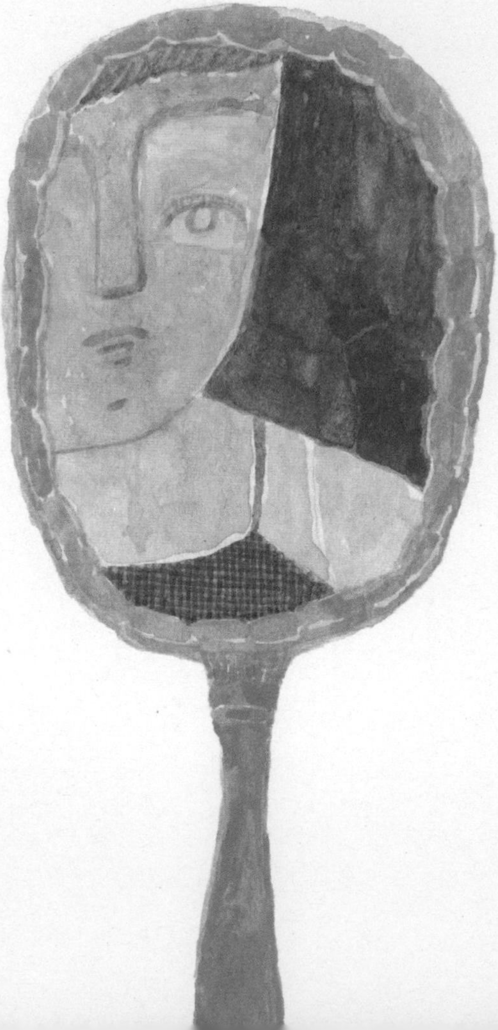

也有只要短時間睡眠，也可以很有精力地活動的健康者，
我們稱其為短時間睡眠者。
在近年的研究中，發表了這是與特定的遺傳基因有關。
拿破崙皇帝以睡三小時而聞名，
或許就是他遺傳基因很特殊。

許多人的睡眠時間都無法過短。

要睡多少時間才好，眾說紛紜，
但請不要勉強縮短時間，
要有適合自己的睡眠時間。

＊長時間睡眠者

指睡超過十小時的人。跟總是想睡的「嗜睡症」以及突然睡著的「猝睡症」不同，這不是疾病，而是因體質才需要較長的睡。

no33

知道自己的「生理時鐘類型」

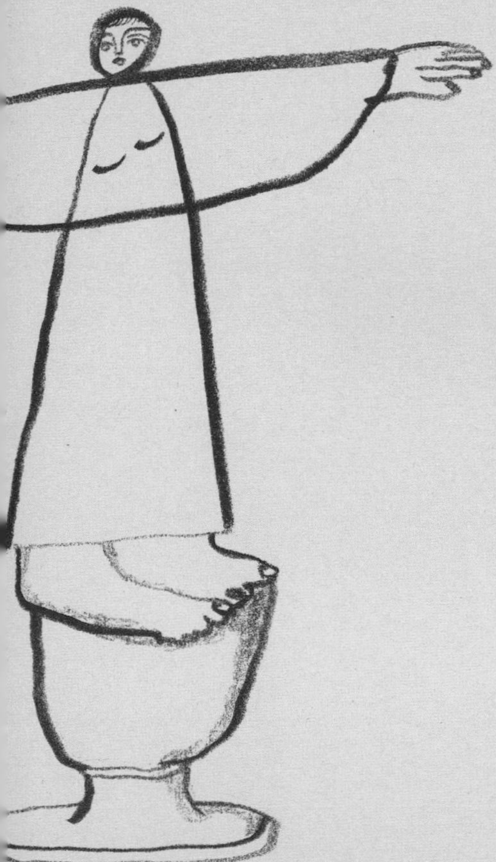

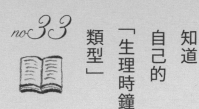

睡眠與覺醒型的人各有不同。

「我是夜貓子型的，早上很不清醒」「不會覺得早起很痛苦」，

就像這樣，自己就是有些比較活躍的時間段。

這個生理時鐘的特性就被稱之為「時型」，

有項研究可根據提問做出分類。

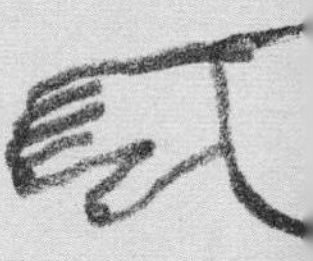

依據美國睡眠醫師的技法，可分為四種類型：

●快眠型的熊

●一醒來就行動活躍的獅子

●夜晚很活躍的狼

●中午前無法集中注意力的海豚

熊與獅子是早晨型，狼與海豚則是夜晚型。宛如動物占卜般對吧？雖然不知道其中的憑據性，但最好能知道自己屬於哪種傾向，容易集中注意力的時間帶為何。

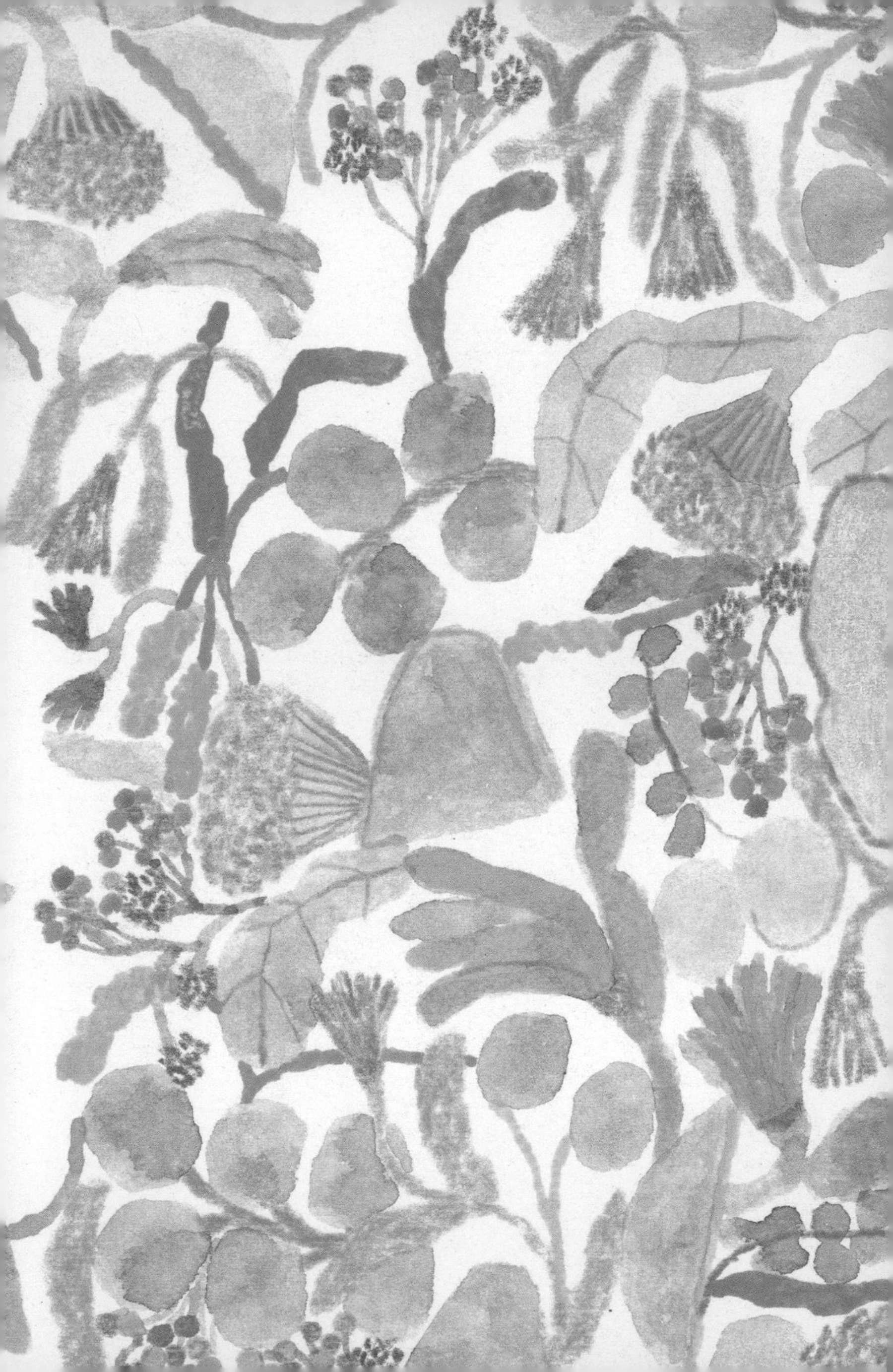

Part 2

傍晚

太陽西斜，
日暮時分，
身心都漸漸轉為
睡眠模式。
入浴或伸展等，
都是回家後可以做的活動。

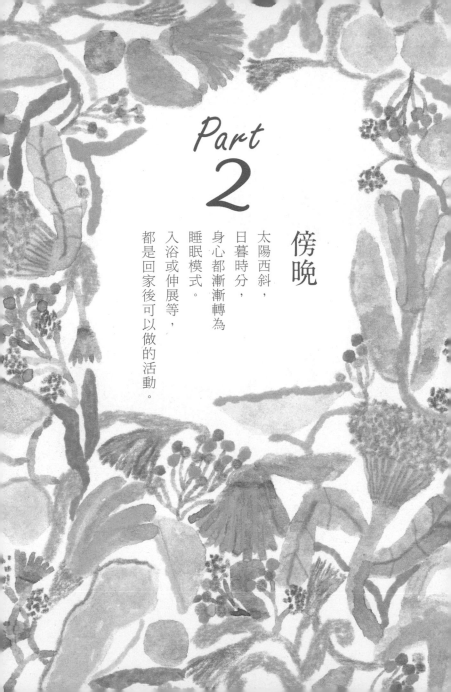

no 34

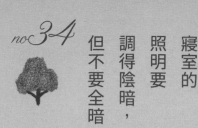

寢室的照明要調得陰暗，但不要全暗

睡眠時，光線究竟是要全暗還是稍有光亮？這點眾說紛紜。

本書是推薦「微暗空間」。

因為，若房間全黑，感覺會變敏銳，**大腦會變成易感狀態。**這會導致人容易醒來。

利用**間接照明**來調整出微暗的光亮吧！最好的方式是，別讓光線進入視線中，只微微地照亮腳下的程度。

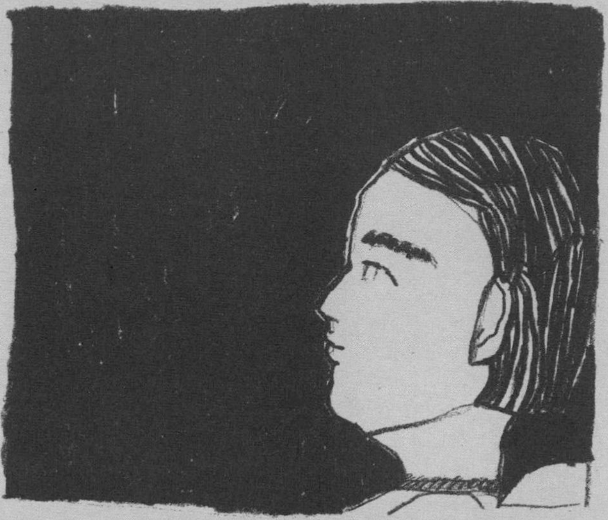

日光燈慘白色的光
會抑制睡眠荷爾蒙
「褪黑激素」的分泌，
從就寢前一小時左右就要避開。
階段性地調弱光線，若可以，
最好也減少
使用手機的次數。

no35

選用提升睡眠品質的精油

用芬芳的香氣舒緩、消解緊張的身心。

工作繁忙而神經緊張的人適用「薰衣草」，
深陷不安與失敗的人用「橙花」，
想讓心情煥然一新的人用「佛手柑」，
想找回心靈安穩的人用「檀香」。
若是日本的精油，則推薦使用「柚子」及「日本扁柏」。

也有噴在枕頭上的噴霧——枕頭噴霧，
可以試試將喜歡的香味輕噴在上。

＊枕頭噴霧
誠如其名，是用於枕頭及寢具的噴霧，但也會使用在窗簾及衣服上。比起香水，香味更淡，不喜歡香水的人也能使用。

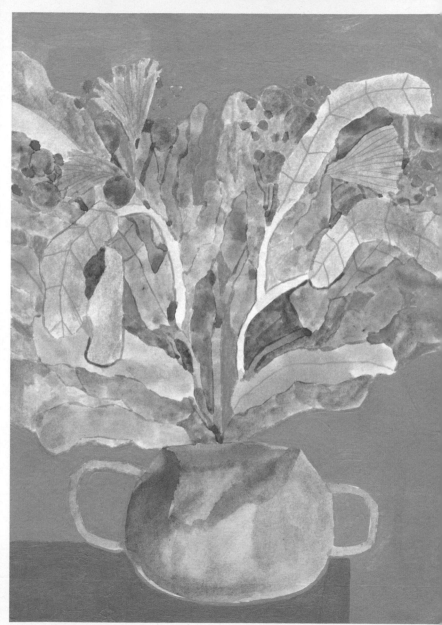

no36

睡覺時換穿睡衣

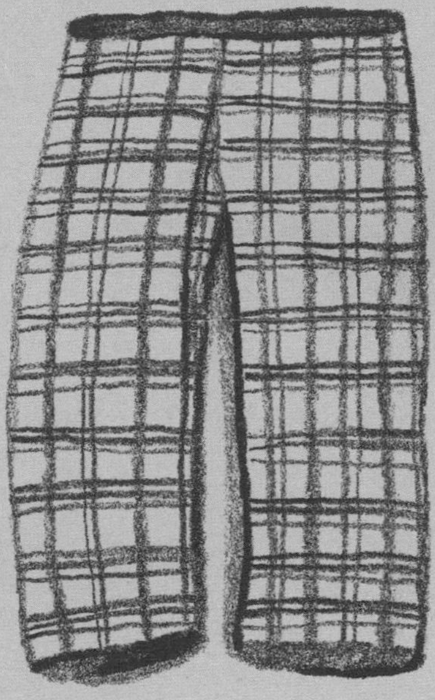

你是否穿著運動服或連帽衫等家居服睡覺？

運動服不太吸汗，連帽衫容易悶住熱氣。不能說是睡覺時的最佳穿著。冬天穿著厚重的居家服睡覺，還會妨礙翻身的順暢度。夏日的T恤和短褲則是導致身體寒冷的原因。

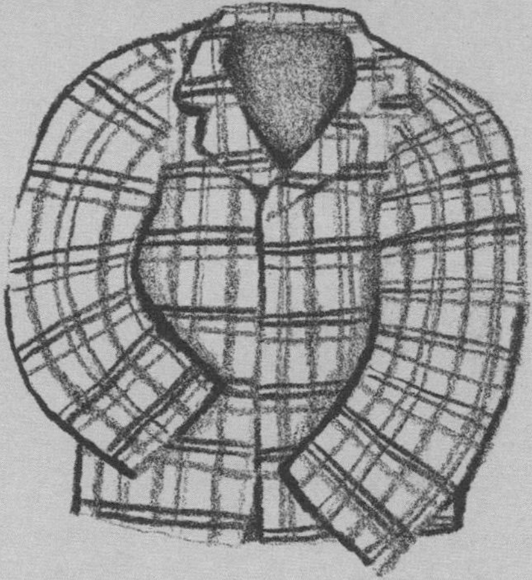

關於這點，為睡覺所製的睡衣能吸汗、散熱，
不會勒緊的設計很適合翻身。

睡衣可說是安眠品項。

工作回來後換穿居家服，
用完餐或洗完澡後就換穿睡衣，
藉由這樣的動作，

也能成為「現在要睡覺囉」的儀式。

no37 留意「棉被的溫度」

睡覺時雖會在意室溫，

但各位是否想過「棉被的溫度」？

據說能導入快眠的棉被溫度是三十三度左右。

因為不會特意去測量，就不會留意，

但人的體溫是三十六至三十七度，所以要比體溫稍微低一些。

建議冬天棉被內的溫度要比外面溫暖，

夏天則要涼爽些。

可以用空調、棉被乾燥機、熱水袋等做調整，

但要注意不要太冷或太熱。

尤其若溫度過高就容易醒來，

留心溫度稍熱時要降低些。

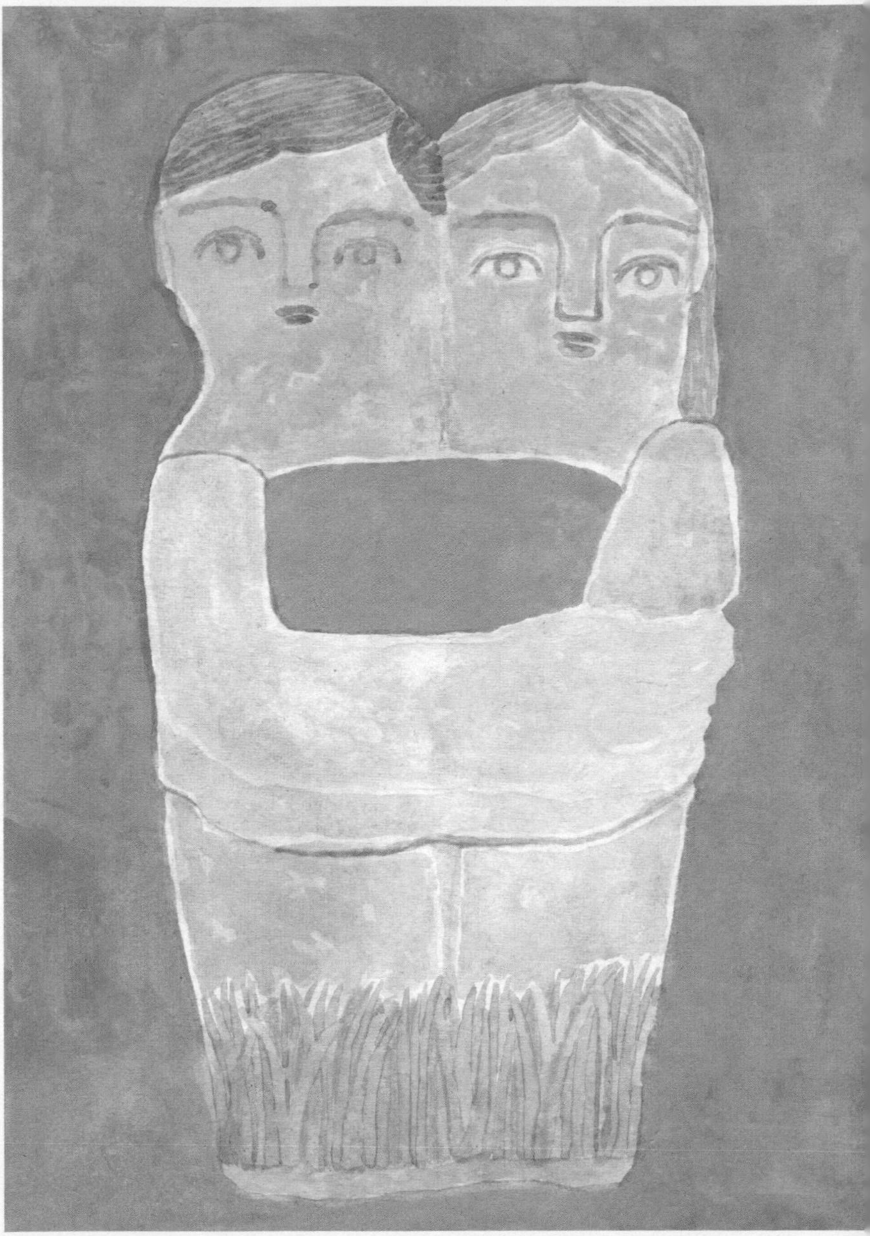

no38

看著「搖晃的光」

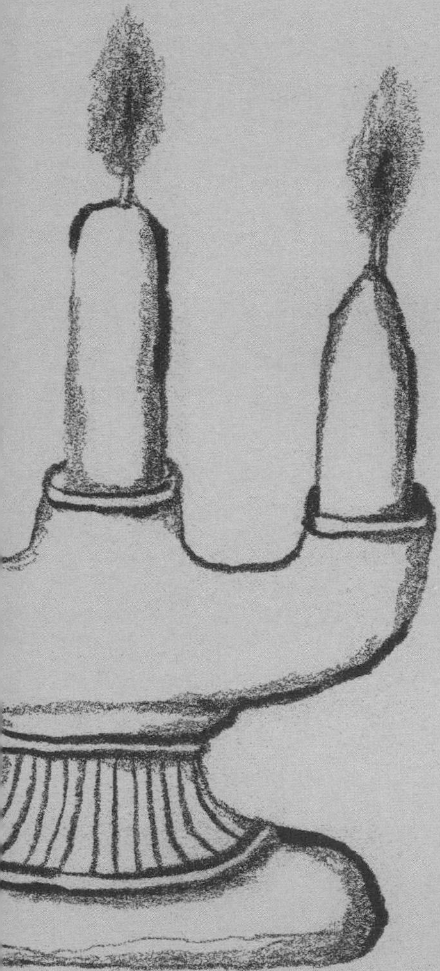

看著焚燒的火焰，心就會沉靜下來，
各位是否有過這樣的經驗？
能自由改變形狀的搖曳光芒，
能將人心從緊張中解放出來。

＊火焰的放鬆效果

火焰是自然界中不規則的律動。那樣的搖晃能帶給身心放鬆的效果。關於「1／f搖晃」請參照一二〇頁。

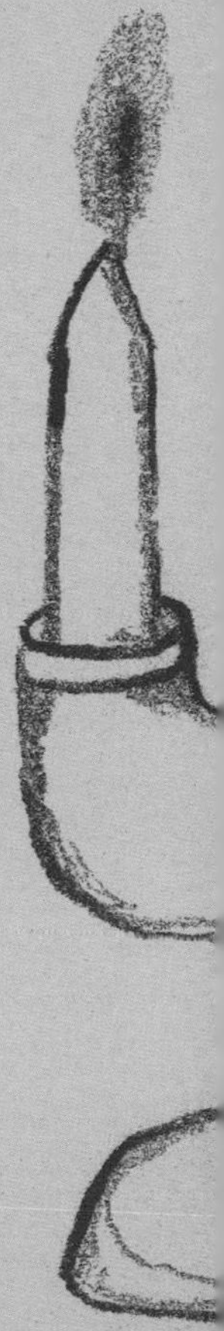

我們當然不能在寢室裡點火，
但可以用芳香蠟燭來打造放鬆時間。
若擔心會引發火災，
也可以使用透過LED重現搖晃的療癒之光。
能在室內放映出星空或水面影像的
家用天象儀，
也很適合在睡前使用。

no39

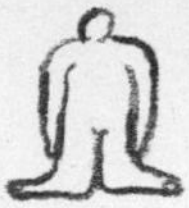

留意深部體溫

各位是否聽過「深部體溫」這個詞？

這是在談到入睡時一定會出現的用詞。

我們平常所說的「體溫」，指的是皮膚表面的溫度。

另一方面，所謂的深度就是身體內部，

深部體溫是包含大腦在內的內臟溫度。

這個深部體溫在人醒著時是高的，

睡眠時是低的，因此可讓大腦與內臟做休息。

一旦上升的深部體溫下降，

期間的落差就會讓人變得想睡。

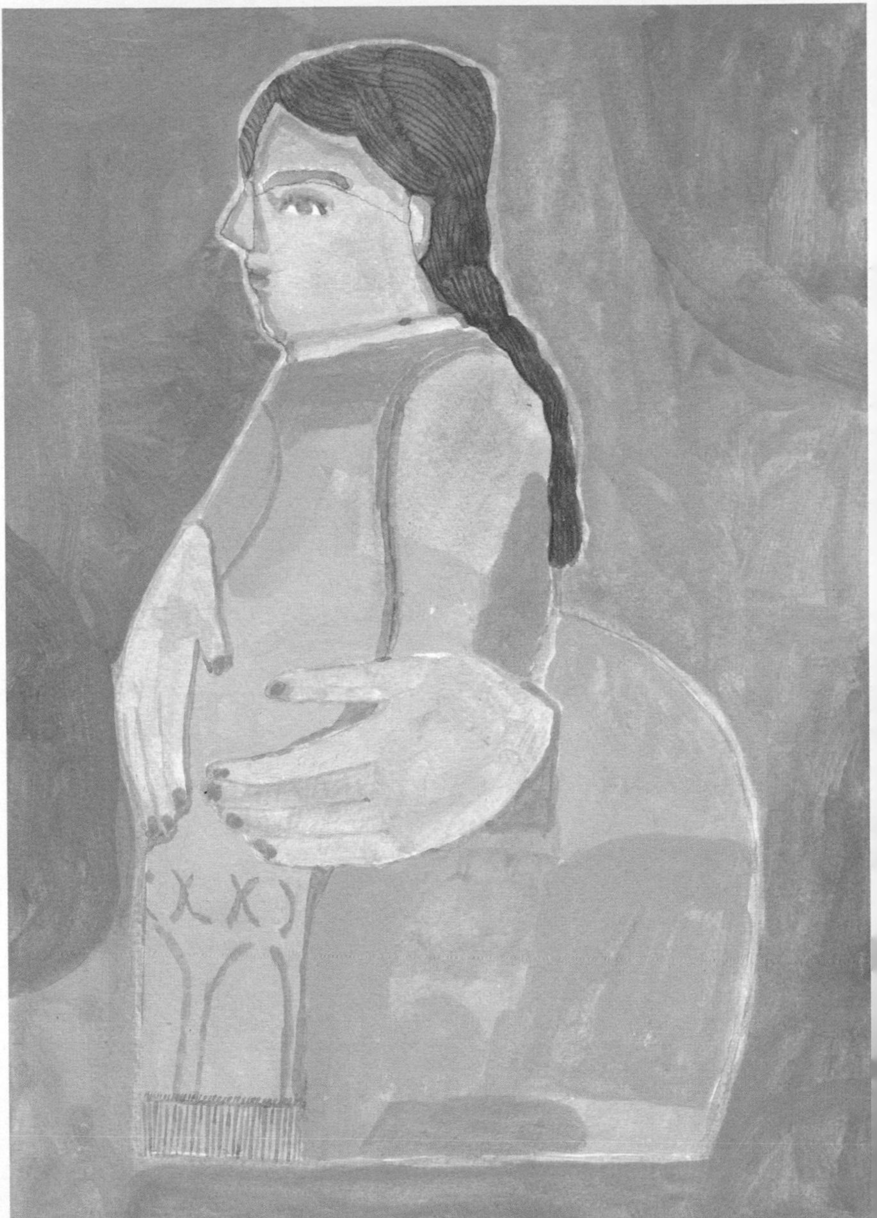

no.40 睡衣選用觸感良好的天然材質

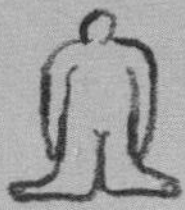

要改善睡眠品質，
重要的是讓身體感到舒暢。

就像撫摸著柔軟貓咪的幸福般，
肌膚觸感舒服的材質能讓人放鬆。
推薦觸感良好的絲質類睡衣。
夏天乾爽、冬天溫暖，一整年都可以穿。
還能品味到優雅的感覺喔。若是覺得「有些高價」的人，
可以選擇紗、綿、麻、絨毛等天然材質。

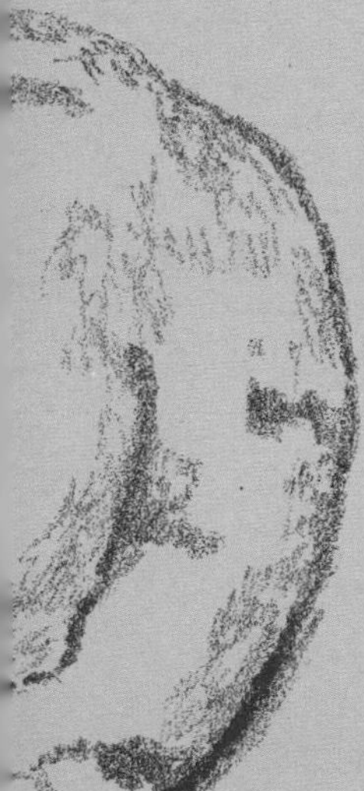

在「讓身體感到舒暢」這點上，束緊身體是NG的。
把緊身睡衣換掉吧！
還有一種方法是**就寢時不穿內褲**。
有人說這很有解放感，各位也可以試試看。

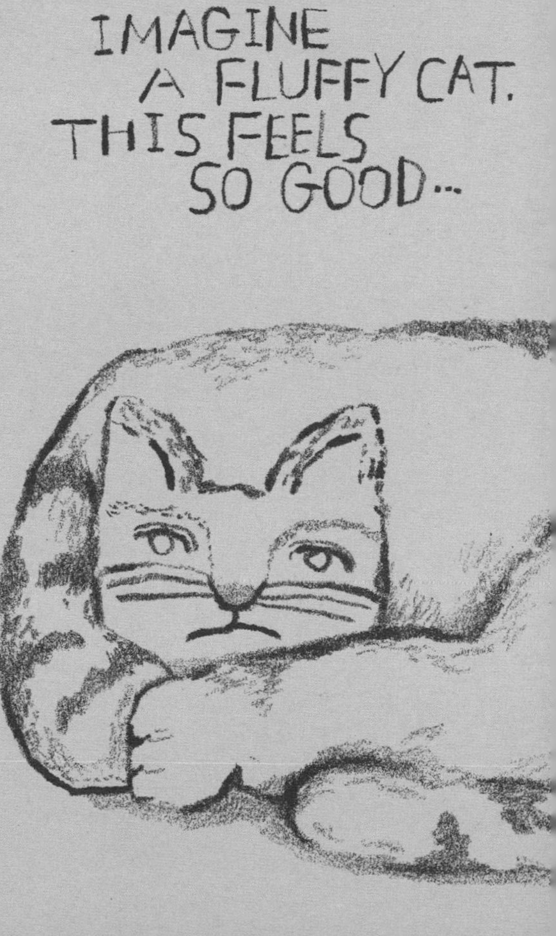

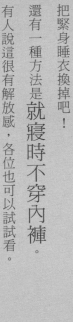

IMAGINE
A FLUFFY CAT.
THIS FEELS
SO GOOD...

no 41

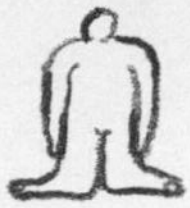

拉拉耳朵，調整自律神經

＊耳朵與副交感神經
副交感神經集中在耳朵的中心，所以刺激耳朵有放鬆的效果。要哄睡嬰孩時，據說也可以撫觸耳朵。

據說耳朵上有著全身所有的穴道。
只要在睡前按摩，
就能刺激副交感神經，放輕鬆。

●用手指夾住耳朵折疊
●將食指插入耳洞中，從外側輕拉
●掐住耳朵上部，往正上方拉
●抓住耳垂往下拉

大家可以試試看這四個動作。
身體會變暖和，全身能放輕鬆。
摘下耳環等飾品吧！
這些動作隨處都可做，不論是緊張
還是覺得厭煩時，都很建議進行喔！

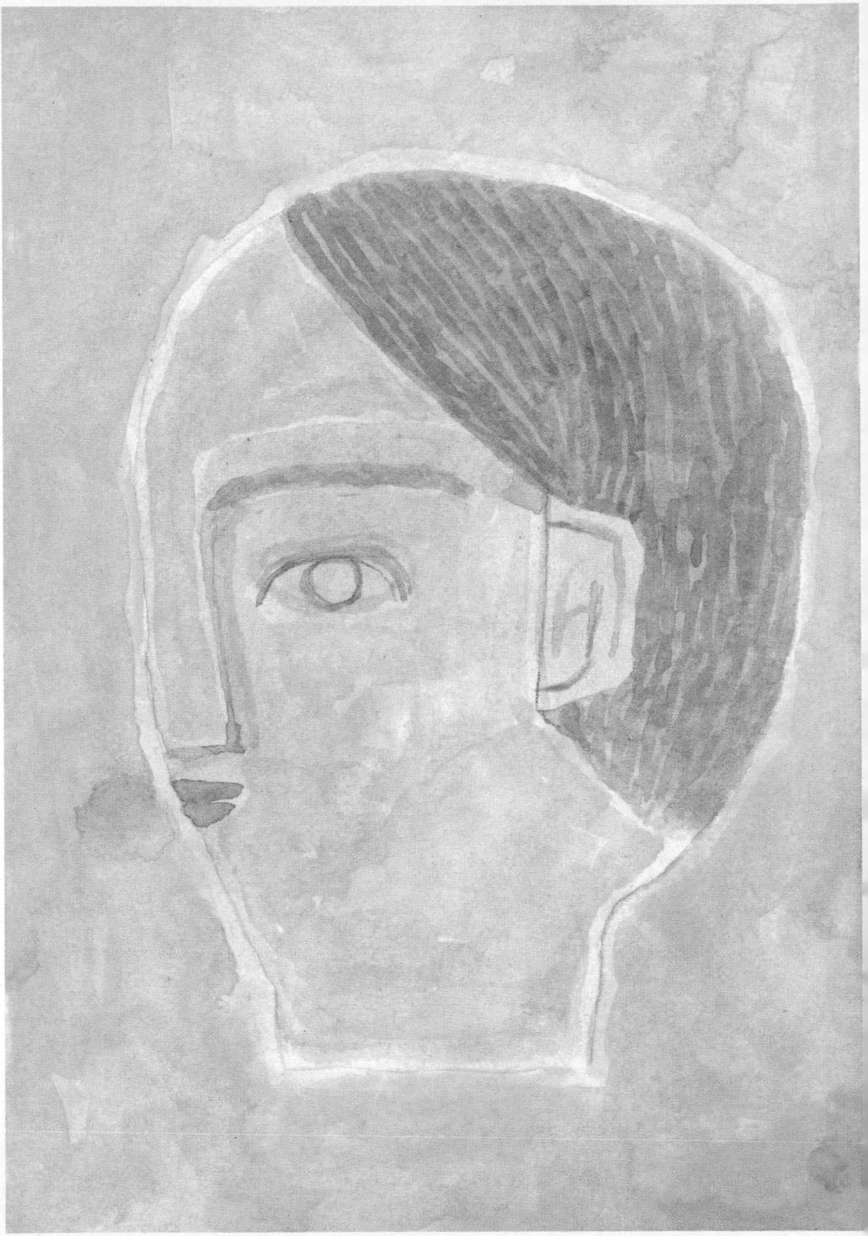

no 42

噪音或完全靜音都NG，最好是如圖書館般的靜謐

夜晚，一個人躺上床的時候，
或是會在意時鐘滴答滴答的聲音，
或是在寂然無聲的安靜中感受到耳鳴……
各位是否有過這樣的經驗呢？

睡覺時，
不論太吵還是太安靜都無法放鬆。
雖然噪音讓人困擾，但人處在無聲中也無法安定下來。
入眠時的最佳音量是在四十～三十分貝的程度。
三十分貝是深夜郊外的聲音、竊竊私語的聲音、
樹葉沙沙作響的聲音。

四十分貝是圖書館、深夜市區、

淅瀝淅瀝降雨的聲音。

請想像著有時會出現嘩啦嘩啦

翻閱紙張聲音的靜謐圖書館。

那就是能讓人安定下來的音量。

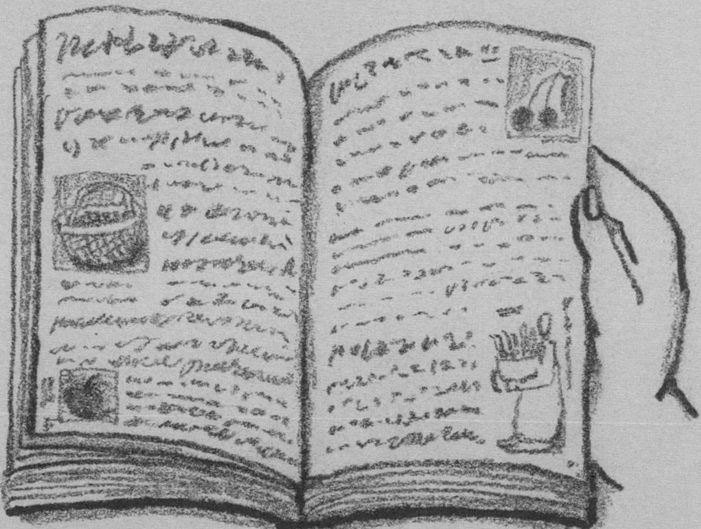

no.43

養成習慣
寫三行日記

若自覺到「自己的抗壓性很低」，
要不要試著來養成寫日記的習慣？
若擔心自己只有三分鐘熱度，建議可以寫「三行日記」。

- ●今天的失敗
- ●今天的感動・好事
- ●明天的目標

以此順序，簡潔寫下三行。
首先請試著持續一週。

一日終結後面對筆記本的習慣，
是心靈與身體的自我檢測時間，
這也能成為睡眠的儀式。

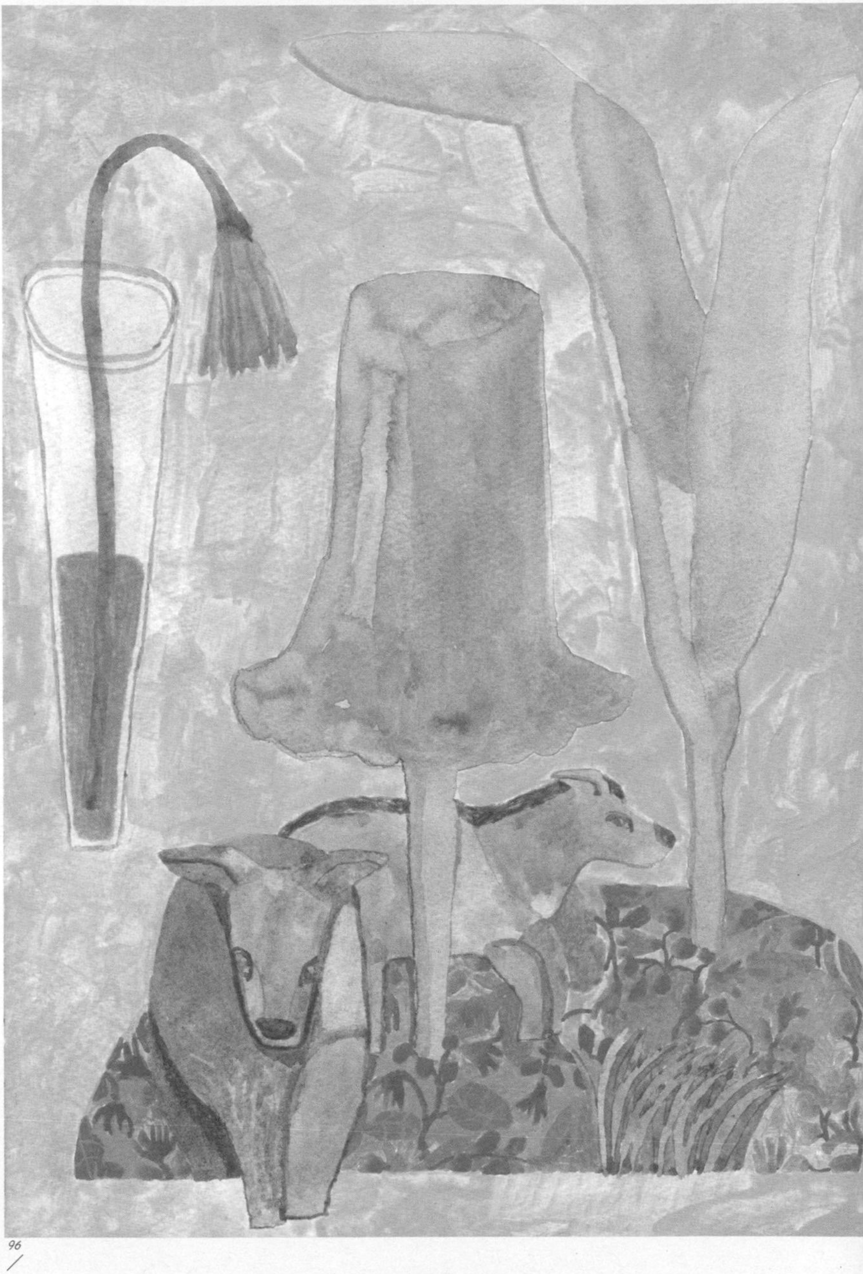

no 44

持續著炎熱夜晚的夏季，

二十五℃以上的
炎熱夜晚，
就用空調的
除濕功能
來調整環境

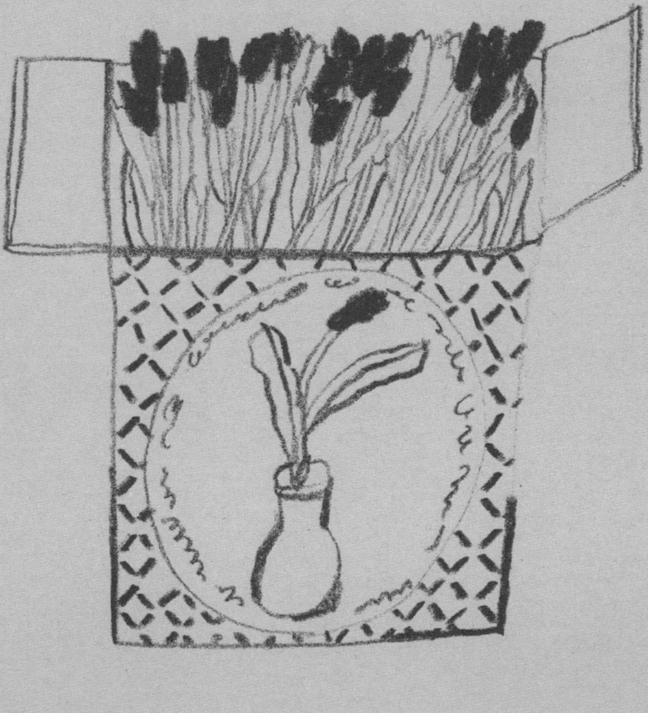

雖害怕中暑，但調整空調不那麼容易呢。
冷風會讓身體過冷，
定時的時間一到，就容易睡不著而醒來。

讓人感受到舒適的室溫有很大的個人差異，
但一般來說，夏天是二十六度、冬天是十八度左右，
濕度則是介於五〇%～六〇%最佳。

在潮濕的氣候中，
建議於就寢一～三小時前，
開設空調的除濕功能。
睡覺時，則將冷氣的溫度設定在二十六度。
注意調整風向，別讓冷風直吹到身體。

no.45 利用伸展放鬆頭部與肩胛骨

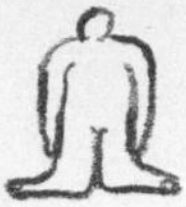

因為伏案工作而使得脖子、肩膀、背部都僵硬不已……。
這些人要不要來做做看簡單的伸展？

洗澡時，用蓮蓬頭沖脖頸。
透過這樣的溫暖，來**提升血液流動**。
用大拇指慢慢揉軟頸後。

接下來是肩胛骨。彎曲胳臂，將手肘提高到肩膀的高度。
想像要將左右的肩胛骨合攏般，胳臂往後。
其次如祈禱般交叉雙手，
手臂往前伸，打開肩胛骨。
從頸↓肩↓背進行放鬆後，**深部體溫也會UP**。
做好準備進入睡眠。

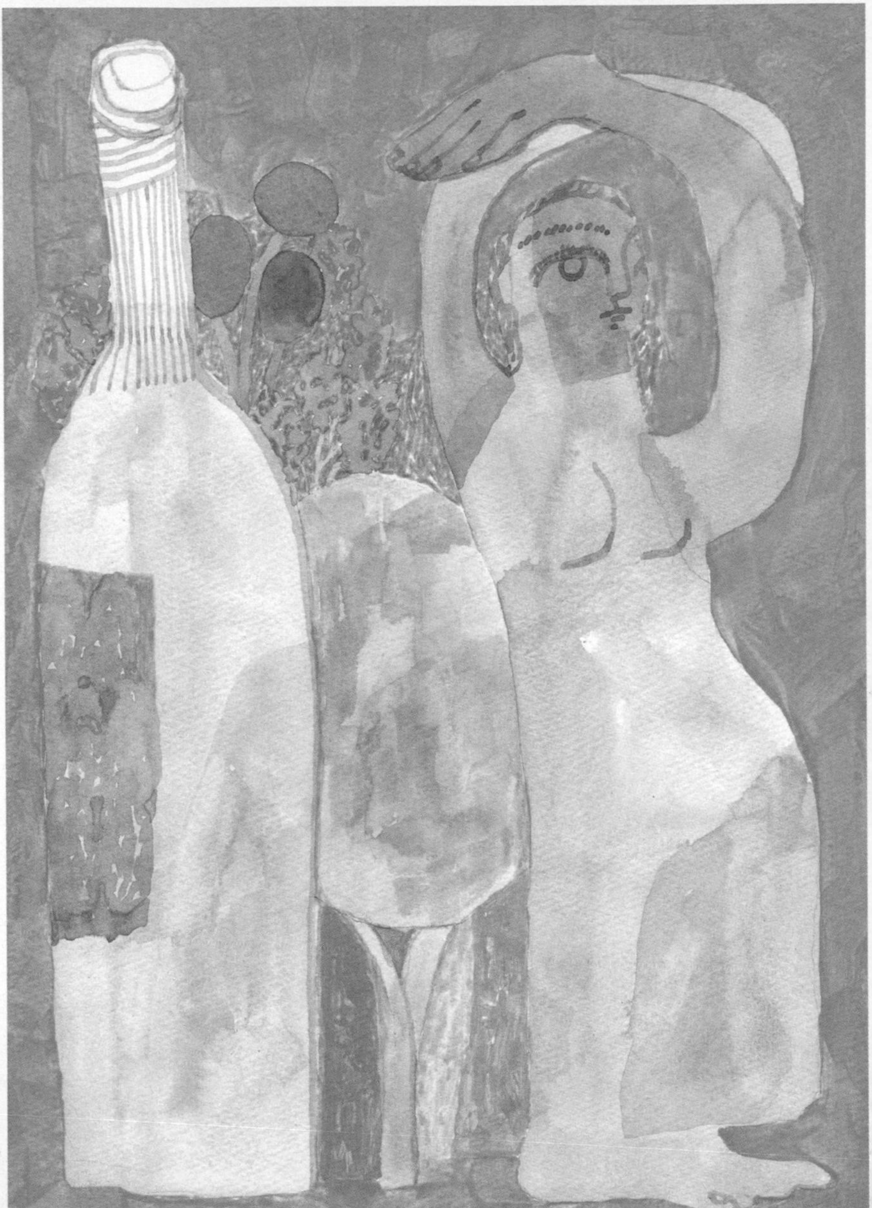

no 46

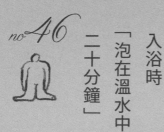

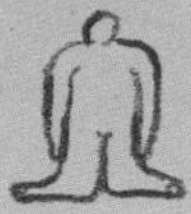

入浴時「泡在溫水中二十分鐘」

你是不是每天都用
沖澡的方式洗澡？
一忙起來就會嫌麻煩，
但為了好睡，舒適的泡澡才是最好的！

在睡前一、二個小時，
悠閒地泡在介於三十八度~四十度的溫水裡
二十分鐘。
以感覺「好像有點久」為大致目標。

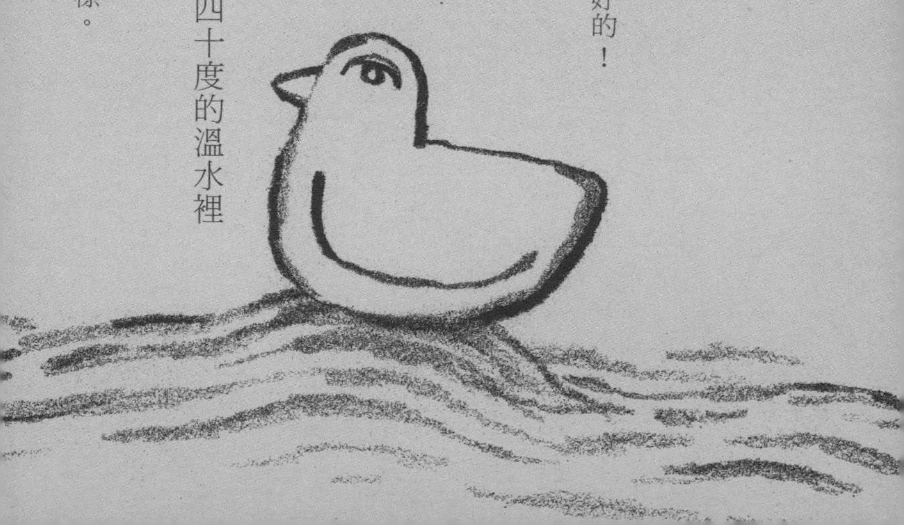

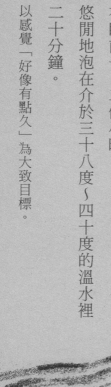

＊深部體溫與時間

上升的深部體溫要花上約一小時才會下降。因此，若直接在睡前泡個熱呼呼的澡，反而會錯過入睡的好時機。沒有時間時，迅速地溫暖一下即可。

透過好好地浸在溫水中，不僅是身體表面，內部也會一點一滴溫暖起來。

身體內部的溫度＝深部體溫（參照八十八頁）。

這種深部的熱，若從身體表面或手腳散溢而出，

就做好了入睡的準備。

想睡的孩子雙手會變溫暖也是這個原因。

為了能順利放出熱來，

好好地泡個澡，溫暖深部吧！

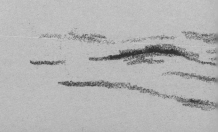

no47 找出能面帶微笑的方法

「血清素」是幸福荷爾蒙。
能緩解身心的緊張，
生出睡眠荷爾蒙。

只要笑，這個血清素的分泌就會增加。
因此，就算是假的，也試著刻意展露笑容吧！
即便有討厭的事，也要能對著鏡子微笑。

當然，若有能讓自己
打從心底發笑的有趣談話對象，
或是找到有趣的漫畫、電影等最好。

***血清素**
這種神經傳導物質與心靈、情緒的安定、平穩有很深的關係。能抑制興奮系荷爾蒙分泌過度，調整自律神經平衡。

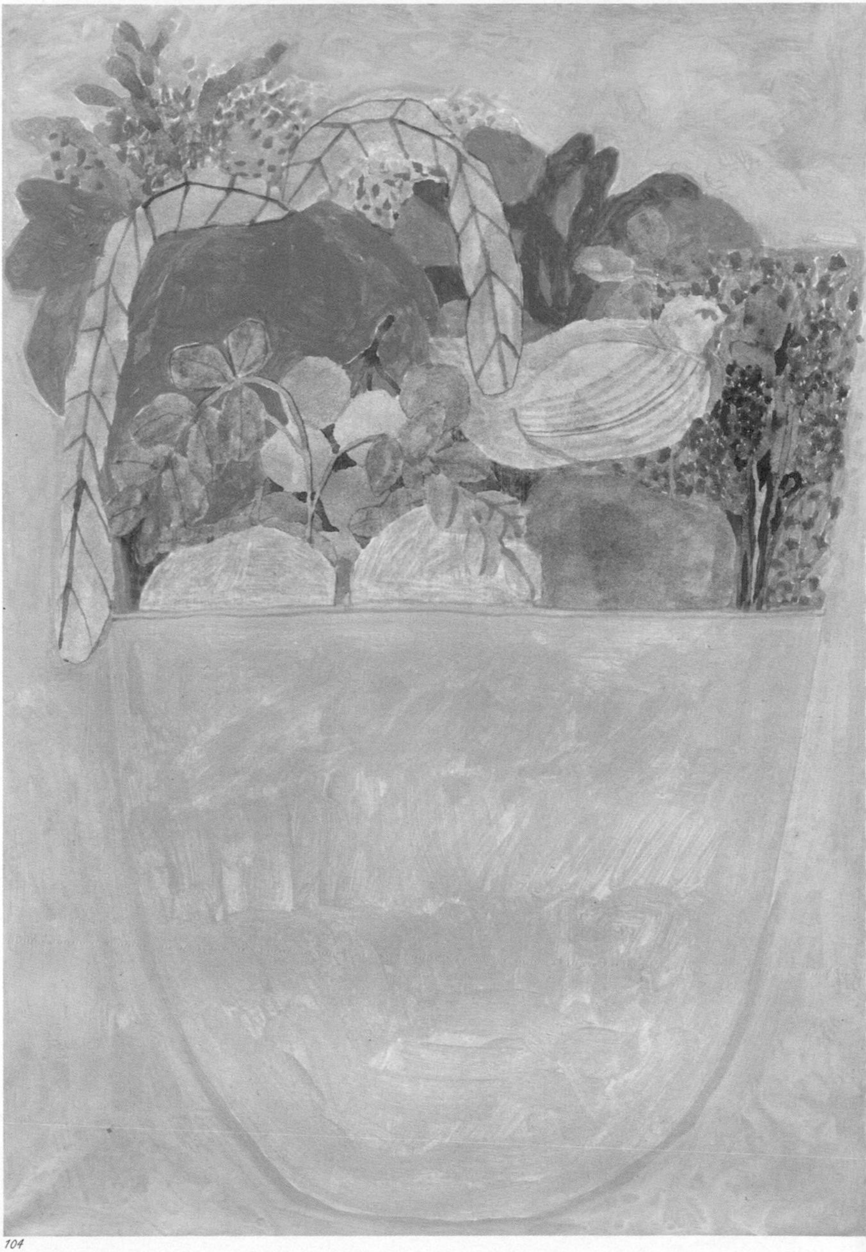

no.48

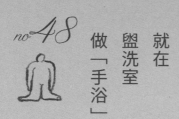

沒時間時就在盥洗室做「手浴」

悠閒地泡個澡以促進熟睡……
雖然知道這點，但回家很晚，
很累了，想直接倒頭就睡……。也是有這樣的日子對吧！
若能直接這樣倒下睡覺還好，若無法順利入眠，
可以試試立刻就能做的手浴。

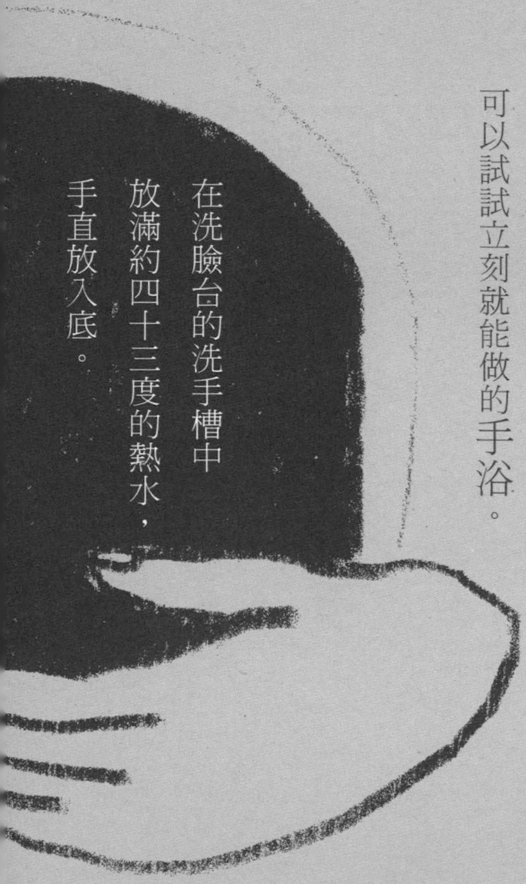

在洗臉台的洗手槽中
放滿約四十三度的熱水，
手直放入底。

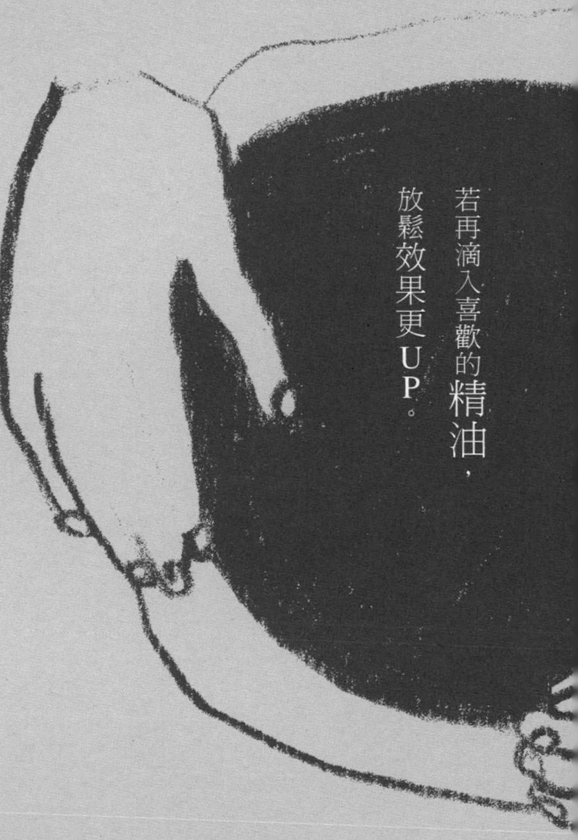

若再滴入喜歡的精油，
放鬆效果更UP。

透過改善手部血液循環，就容易釋放出體內的熱。冬天時用來作為**防寒對策**也很有效。

傍晚

no 49

「睡前三小時吃晚餐」最理想

為了睡得好，不論是空腹還是吃飽都NG。

晚餐若吃得遲，
就寢時胃腸還在活動中，會妨礙深層睡眠。
反過來說，若晚餐吃得過早，
肚子空空的，也不好入睡。

因此，晚餐在睡前三小時吃最理想。

話雖這麼說……有時三小時前還在工作。
這時候，在晚上七點左右可以吃些飯糰等輕食，
回家後的晚餐再吃得少點。
若吃的品項是**粥、湯、鍋物**料理等容易消化的，
就能縮短腸胃的工作時間。

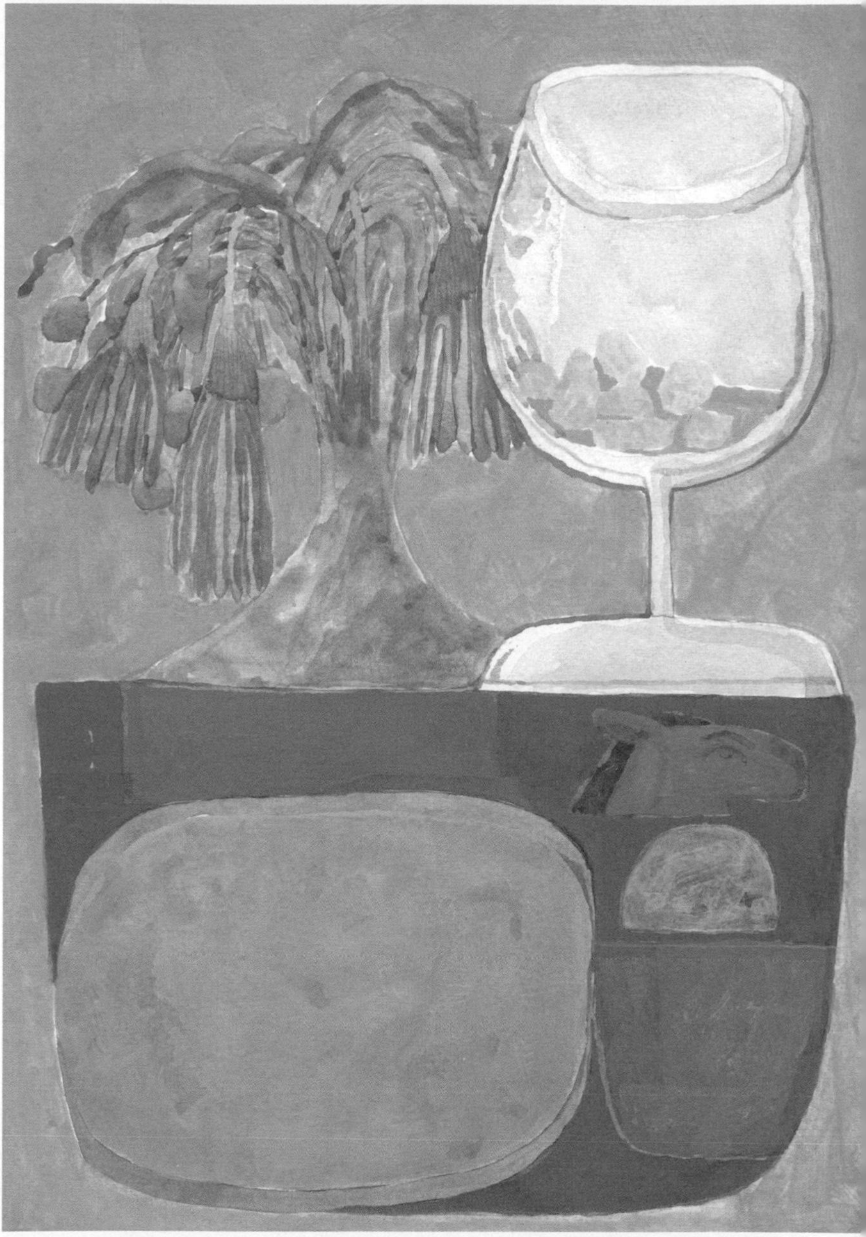

no 50

自律神經與安眠有何關係？

在這幾年間，「自律神經」一詞徹底普及化。
它二十四小時不間斷持續工作，
調節我們的呼吸與體溫等。

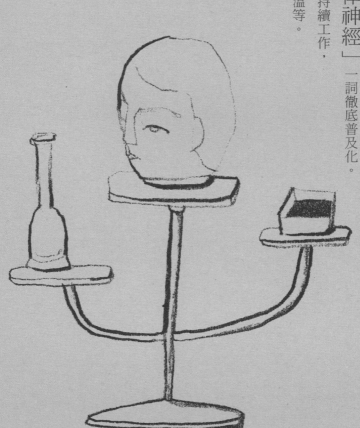

自律神經分別有
早上積極活動時的「交感神經」，
以及晚上安靜度過時的「副交感神經」。
隨著這兩者之一誰處於優位，會打造出「活動」「休息」的狀態。

然而，現代充斥了許多資訊與忙碌，
會擾亂自律神經的平衡。
結果，「交感神經」處於優位的情況增加了，
產生出了許多無法下達「休息」指令、失眠的人。
就算回了家，心靈仍無法休息，想著明天的事。
這類人請試著捫心自問，
「交感神經」是否處在了優位？

no51

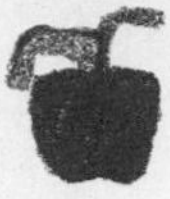

若是空腹睡不著時，喝牛奶或吃奇異果

＊夜間低血糖
這是一種在睡著時血糖值會下降的症狀，是造成難以入睡或隔天早上不舒服的原因。不僅是空腹，血糖值急速上升也是原因，所以晚餐要以蛋白質為主，避免吃醣類。

「肚子餓睡不著！」

這時候就果斷地去廚房吧！

若過於餓肚子，恐怕會造成「夜間低血糖」。

喝一杯熱牛奶以緩解空腹感吧！

若想吃些甜的，就加點蜂蜜或砂糖，

穩定睡著時的血糖值。

若要吃固狀食物，就切一點水煮的雞胸肉或雞丁沙拉。

也可以喝清爽的湯品。

零食或味道濃烈的食物NG。

令人意外的是，蘋果以及桃子等水果，

也因為糖分過多，會使得血糖值急速上升，所以不太適合。

若要吃水果，就吃奇異果。奇異果被視為是安眠水果而備受矚目。

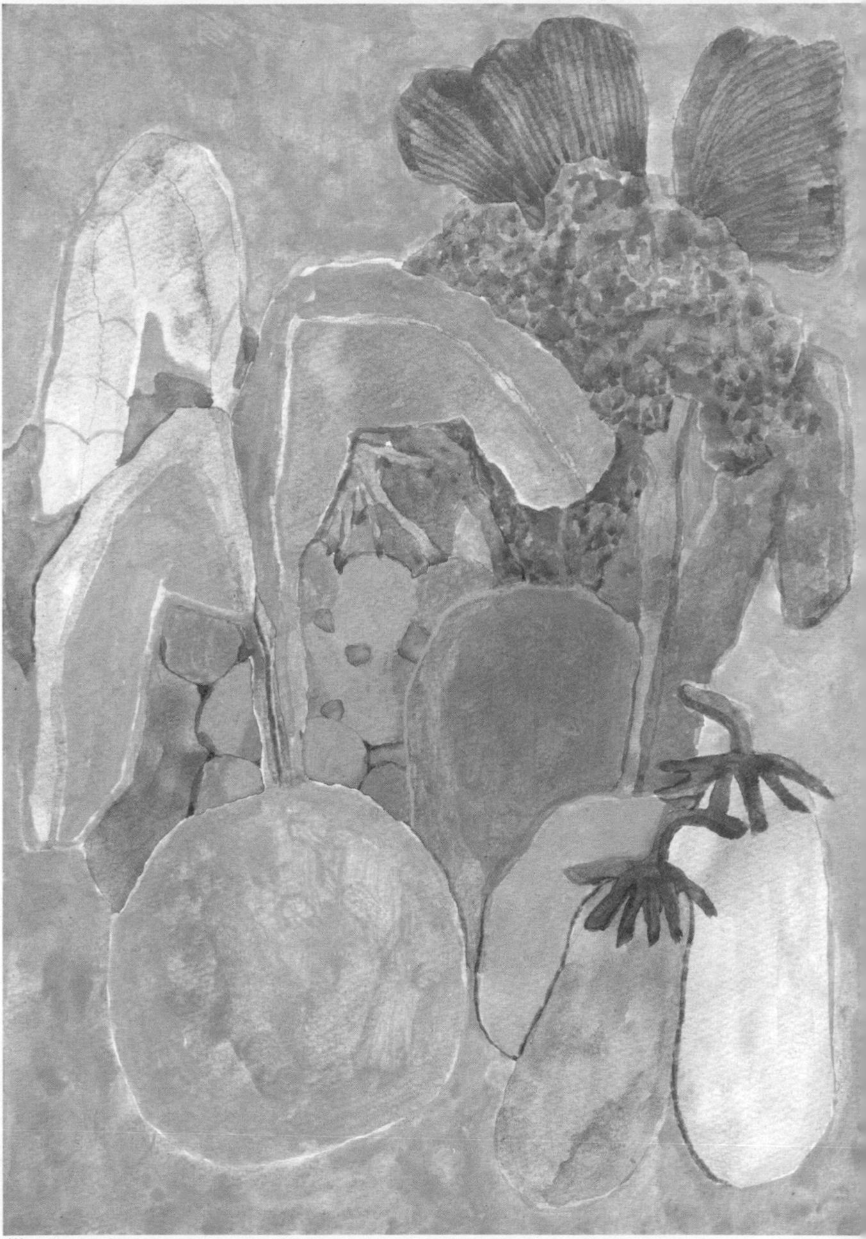

no52

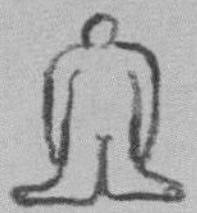

被不安襲擊時，採用腹式呼吸

不論心靈多堅強的人，
都會有被不安或煩惱擊潰的時候。

這時候，別光用腦袋想東想西的，
透過活動肢體來支配心靈吧！

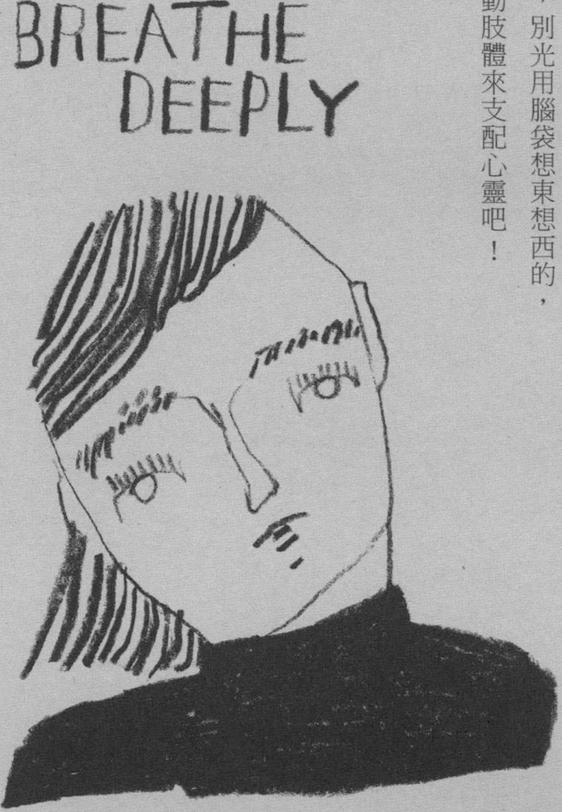

*丹田呼吸法

這是把氣集中在位於肚臍下方「丹田」的腹式呼吸法。不僅是睡前，平常碰到緊張情況時也可以試著把注意力放在丹田上，採用腹式呼吸。

一旦感到不安，胸部或腹部就會呈現緊張狀態，呼吸會變淺。

試著把注意力放在腹部深呼吸。

仰躺，把手放在肚臍下方。

靜靜從鼻子大吸一口氣，

然後盡可能長時間用口吐氣。

若持續淺呼吸，很容易感到疲累，

這是導致無法熟睡的原因。

試著進行緩慢的腹式呼吸吧！

no53

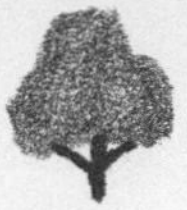

聽聽舒暢的音樂或自然音

＊睡眠時的音樂

睡覺時的BGM。雖有人認為這很好，但卻是造成大腦疲累的原因。若想聽著入睡，就定時吧！

晚餐後的放鬆時間一定要聽音樂。

最好是節拍緩慢、

沒有歌聲的伴奏曲。

若有歌詞，人們常會忍不住在意起來。

最好是像音樂盒歌曲那樣的樂曲。

激烈的搖滾樂或舞曲

會讓人心情激昂，所以就在白天享受吧！

河川的潺潺水聲、雨滴及波浪的聲音等

水流靜靜流動的**自然音**也能引人入睡。

可試著播放環境音樂CD或APP。

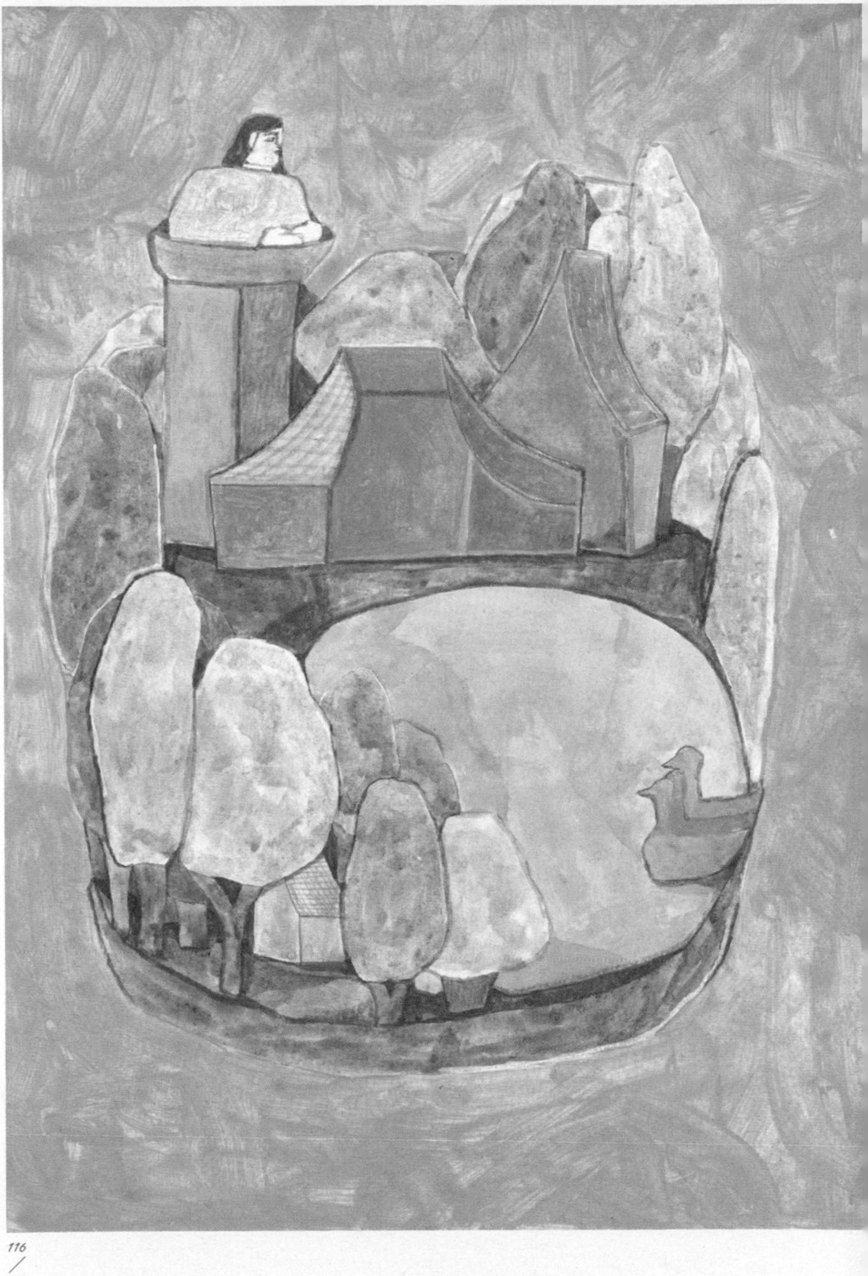

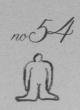

no54 試著「自己艾灸」

為了能熟睡，大家要不要來試試看艾灸？

或許有人會想：

艾灸不是要去針灸院嗎？

在家自己做好像很難，而且很熱……

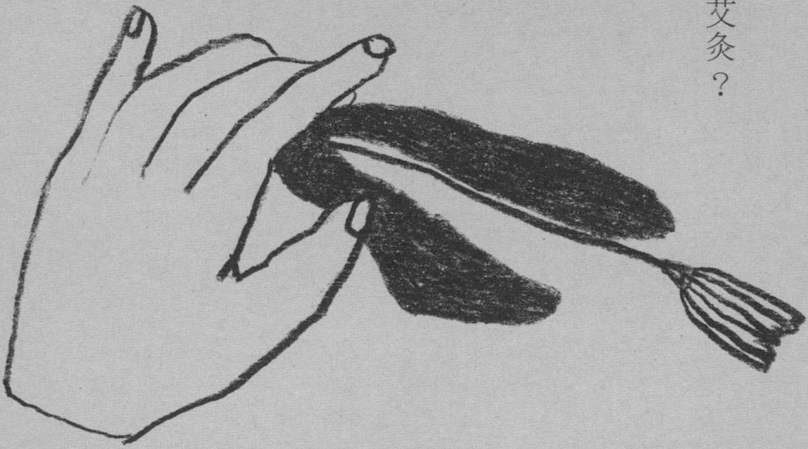

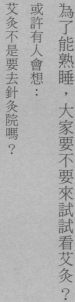

最近也增加了許多輕便的艾灸道具，
像是附有台座可以貼在穴位上的，
或是不用火，用微波爐就能加熱的等。

慢慢感受著溫暖，靜待五分鐘，
艾灸的溫度下降後就結束了。
在忙碌的日常中，**安靜不動地度過五分鐘**，
這樣也有**放鬆的效果**喔。

二～三天進行一次，只要持續進行，
就會**提升自癒力**。
具體的穴道將在一二二頁介紹。

傍晚

＊艾灸

艾灸的歷史有兩千年以上了。將艾絨揉成團狀，放在穴位上點火引燃，以提高自癒力。將之採用為自我照護的人正逐漸增加中。

no55

在日常生活中採用「1／f波」

海浪、風聲、溪流、
鳥鳴、心臟的跳動，

能讓人感到心情平穩、沉靜的聲音中
有著被稱為「1／f搖晃」的頻率。

無法預料的節奏、波動
卻能療癒人。

能簡單感受到1／f搖晃的就是古典樂。
有人是聽到古典音樂就不禁會迷迷糊糊地，
引起想睡的效果。

其中，蕭邦、巴哈、李斯特的曲子，
據說有較高的放鬆效果。

＊1／f搖晃
「f」是頻率frequency的f。不只是聲音，在空間與時間中不規則的律動，例如火焰等，都有「1／f搖晃」。

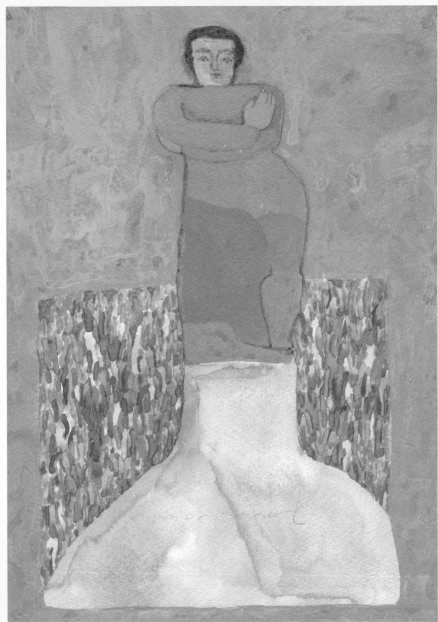

no56

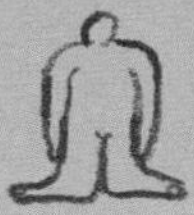

溫熱安眠的穴道

代表性的安眠穴道是位於腳後跟正中央的「失眠」。如字面意義所說，是有效對治失眠的穴道而廣為人知。

若想除去煩躁或不安，則按「神門」。手心一側手腕橫紋上、位於小指側一端的凹陷處，可以鬆緩心靈的緊張。

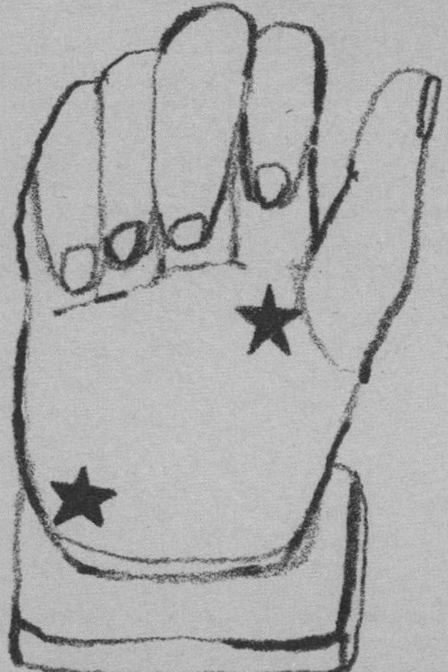

＊艾灸的時機

剛洗完澡、餐後、喝酒時，效果比較薄弱，因為血液循環變好，容易燙傷，所以要避免。

「合谷」能消除壓力，有調整自律神經的作用。

位在指甲側、拇指與食指骨頭的分界處。

試著艾灸穴道吧！用熱水袋或懷爐溫暖四周也十分有效。

當然，也可以用手指按壓。

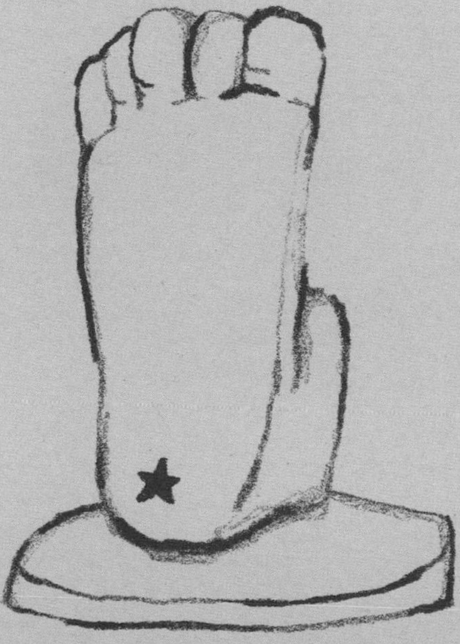

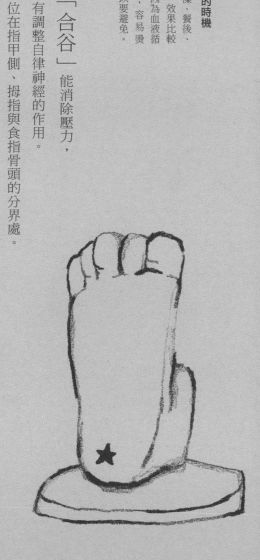

no57

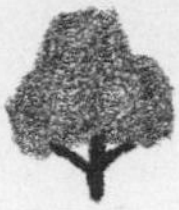

避免閱讀、觀看情節引人入勝的書及電影

無法轉換心情的時候，
可以看看喜歡的電影，或是閱讀喜歡的書，
也是一個能接觸到與日常不同世界的好方法。

不過，故事性很強的作品會成為**熬夜的原因**。
系列性質的國外連續劇或推理小說
會在意其接下來發展而看到黎明……。
緊張興奮的作品留待休假日再看，
睡前建議看故事性較弱的影像作品、
曾讀過的書等。

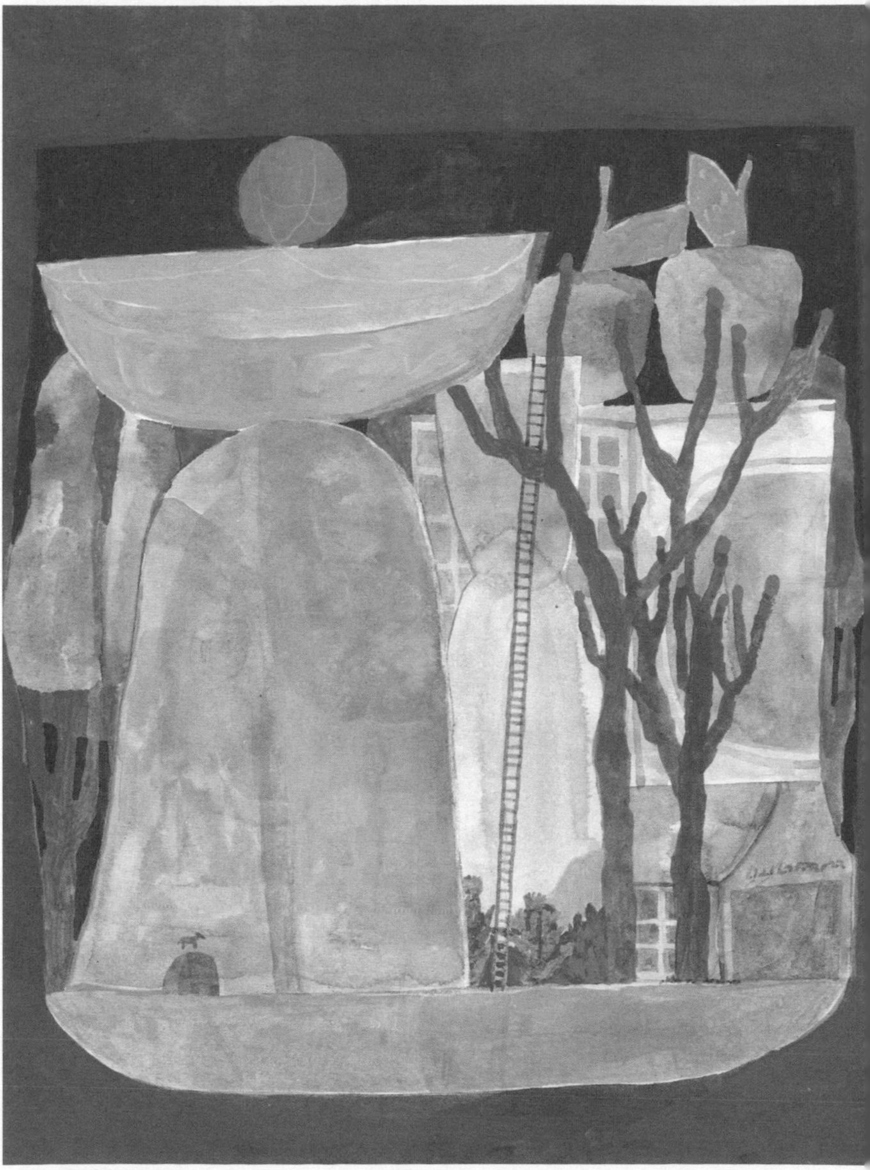

no.58 寫「好事筆記」

難以入睡時，
準備好筆記本與筆，可試著回顧一下今天一整天。

「午餐好好吃」
「摸了可愛的貓咪」
「買了飾品」
「工作有了進展」
「平安無事度過了一天」

THE MOST
IMPORTANT
THINGS IS
TO ENJOY YOUR LIFE
- TO BE HAPPY
- IT'S ALL THAT MATTERS

不論寫什麼都可以。
試著寫出
當天的小確幸。
不需要寫得太長。
透過在睡前發現幸福，
來整理心情。
都沒什麼好事……
也是有這種日子呢！
可是這也是「發現幸福的練習」。
這是感謝的功課，試著繼續下去吧！

傍晚

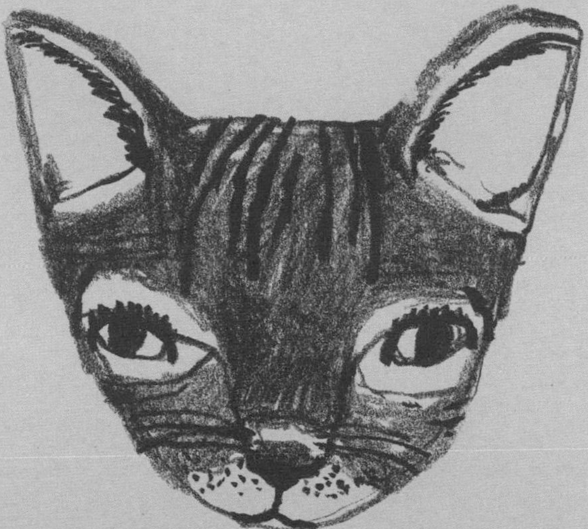

no59 試著吃安眠的保健食品

「雖然睡不著，但排斥吃安眠藥」
有很多人都會這麼想。
這時候可以使用能**幫助睡眠的保健食品**。

在我們周遭，
就有著強調有消除疲勞或美容效果，
而不只有特別針對睡眠的輔助品。
像是三十六頁介紹到的「ＧＡＢＡ」「甘胺酸」「色胺酸」，
還有參有最近廣受注目的「茶胺酸」食品，
這些都能增加α波，促進睡眠。
還有含來自香草成分的食品也是。

當然，從食物攝取是最好的，
但忙碌時，也可以試著考慮食用安眠保健食品。

＊α波
是放鬆狀態下會出現的腦波。閉上眼時、進行冥想或做瑜珈時容易出現。一般在入睡時，α波就會出現。

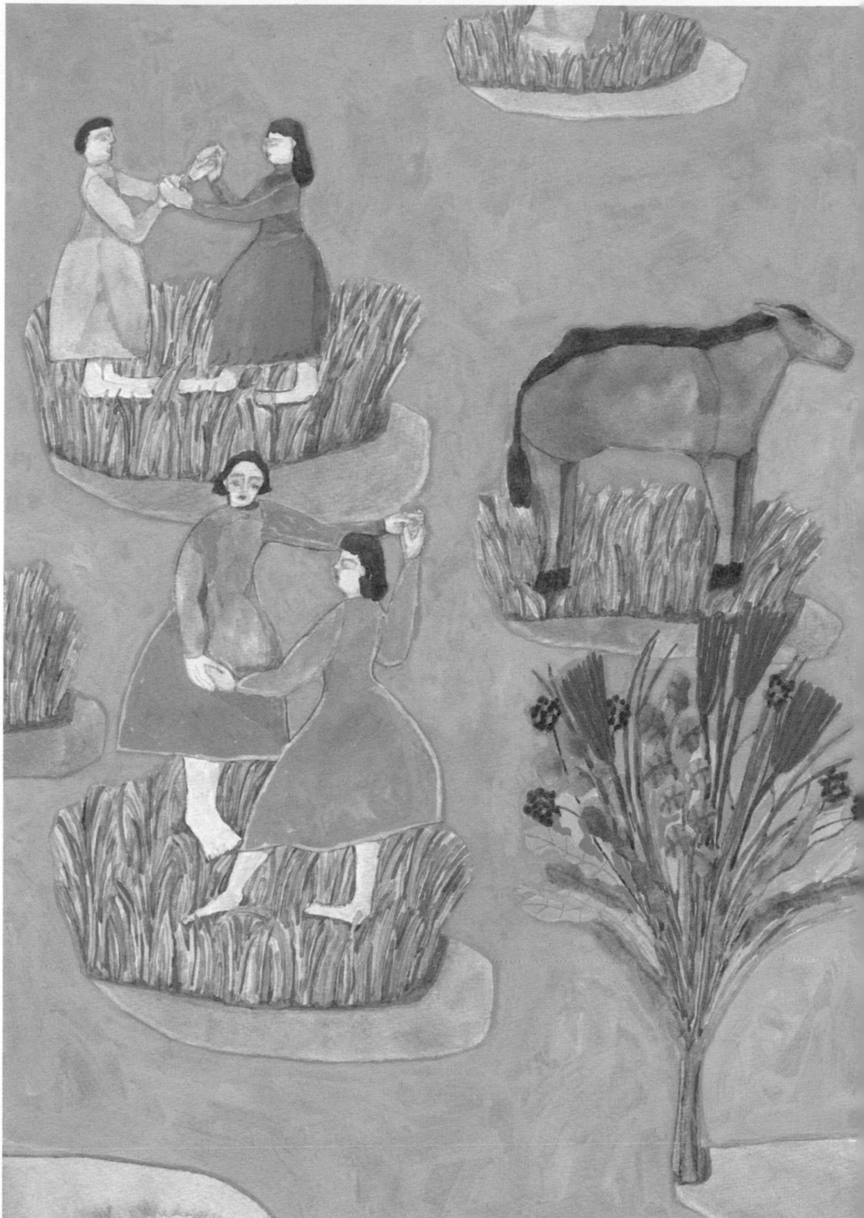

no 60

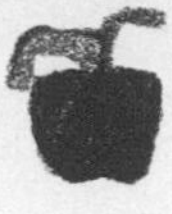

花上一段安閒的時間喝花草茶或白開水

＊穀物咖啡

以菊苣或黑麥為原料的無咖啡因咖啡。不論是孕婦、哺乳中的產婦還是有機食品派的人都能喝。

睡前一杯熱飲，一口喝下，

花草茶因不含咖啡因，

是最適合睡前的飲品。

有助眠效果的代表選手就是德國洋甘菊，

能有效鎮定興奮的神經。

若是屬於咖啡派的人，則可以喝

無咖啡因的穀物咖啡或蒲公英咖啡。

寒冷的冬天也推薦喝薑湯及葛湯，

若嫌麻煩，也可以喝熱開水。

將水煮熱，只要冷卻到與人的體溫相當即可。

養成習慣花上一段悠閒的時間喝一杯，

以守護你的安眠吧！

no 61

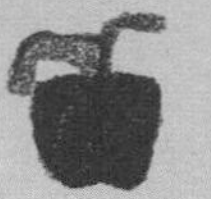

喝酒以能放鬆為適量

這對喜歡喝酒的人來說聽起來很刺耳，
但酒精對睡眠來說實在不能說是好東西。

除了會打擾淺眠的「快速動眼期」，
半夜還會想上廁所、到了清晨是以脫水狀態醒來等，
喝過頭會降低睡眠的品質。

當然，酒精也有放鬆心情、促進睡眠的效果，
只要控制喝的量就ＯＫ。

建議的飲用量是日本酒一合（一八〇㎖）、
一大罐啤酒（五〇〇㎖）、兩杯紅酒（二〇〇㎖）、
一・五罐的罐裝碳酸水果酒（五二〇㎖）。
要分解這些酒精的量需要花約三小時，
為了在睡前能順利分解完成，可以試著當成餐前酒來喝。

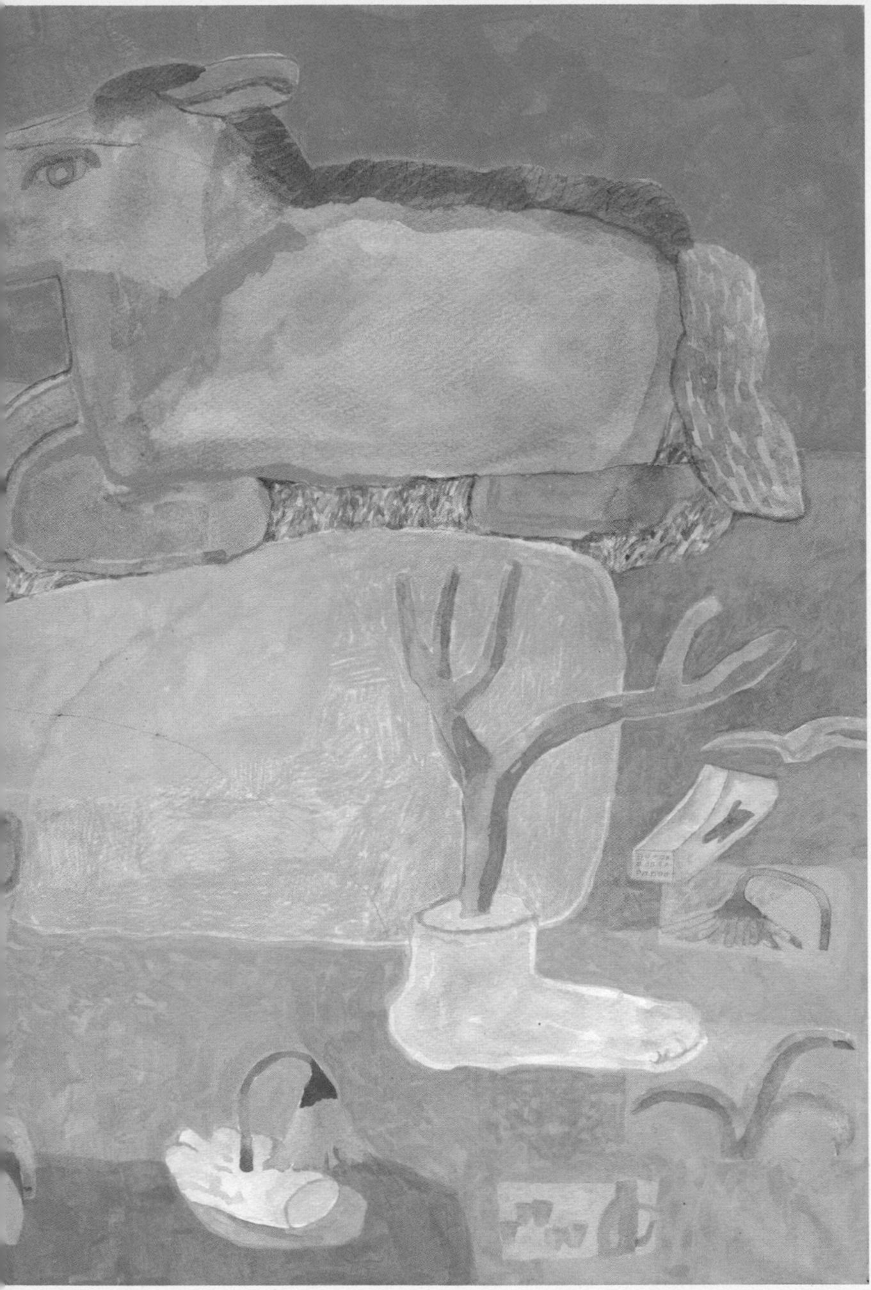

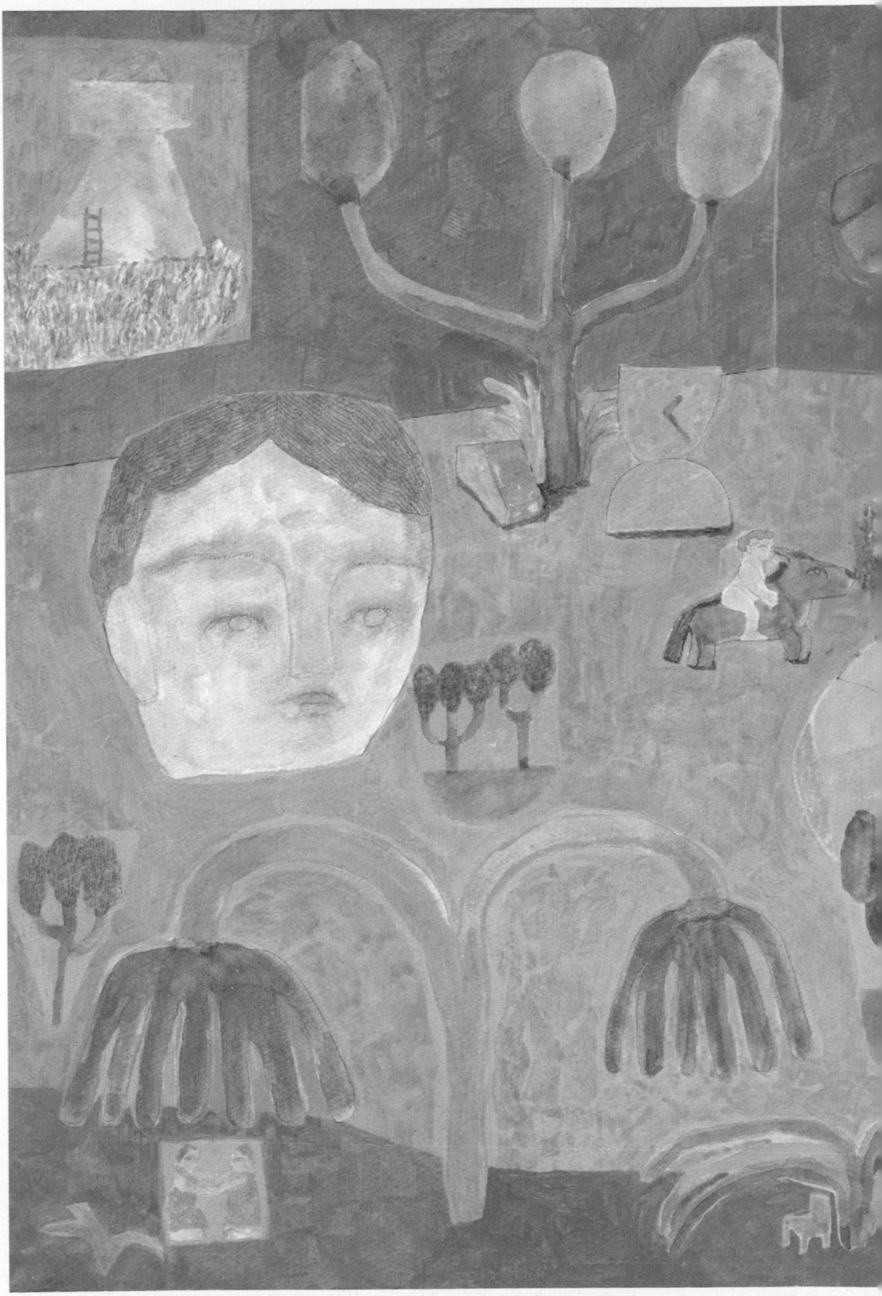

no62 注意睡前攝取的咖啡因

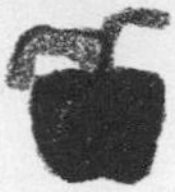

眾所皆知，咖啡及紅茶中都含有咖啡因，
能引起神經興奮，
但即便是你以為沒有咖啡因的東西，
有些其實也含有咖啡因。

能量飲料就是一個代表，
營養飲料及**可樂**中也有，
巧克力也要注意。
睡前三小時就別吃了。

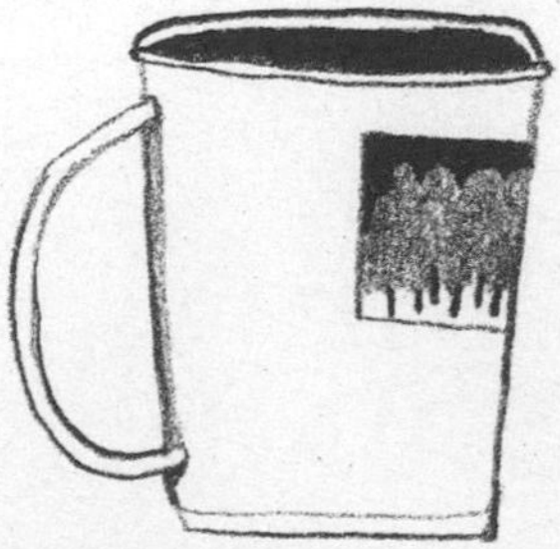

no63

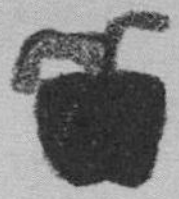

喝碳酸水取代喝啤酒

也有人會說：「沒喝酒我就睡不著。」
漫長人生中有起有伏，
或許碰上這時期也是無可奈何。

可是飲酒過量的睡眠就像神智昏迷一樣。
若有心想著「想設法改善」，
第一步就要做到減少飲酒量，
「以氣泡水代替酒品」。
只要加入冰塊或檸檬，爽快感就會UP，
能解嘴饞。

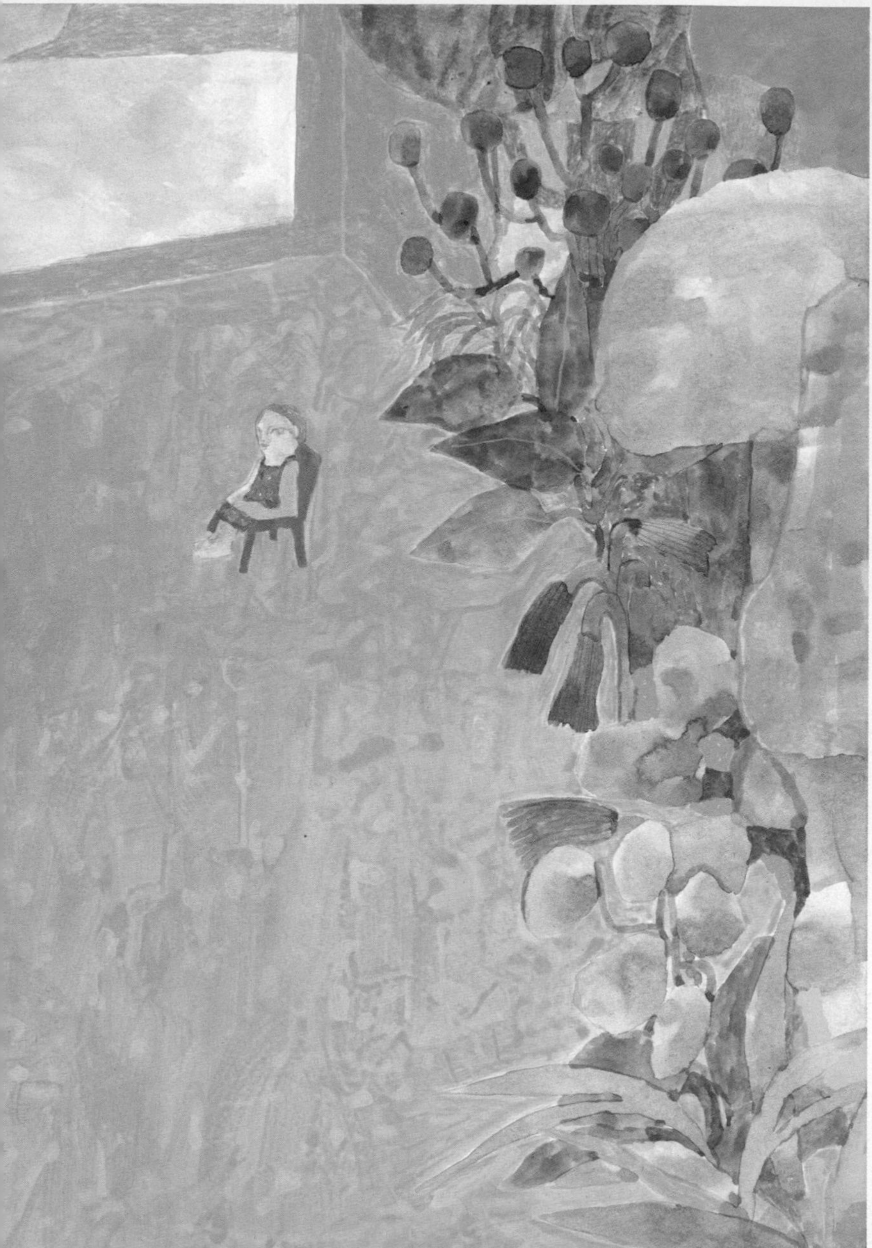

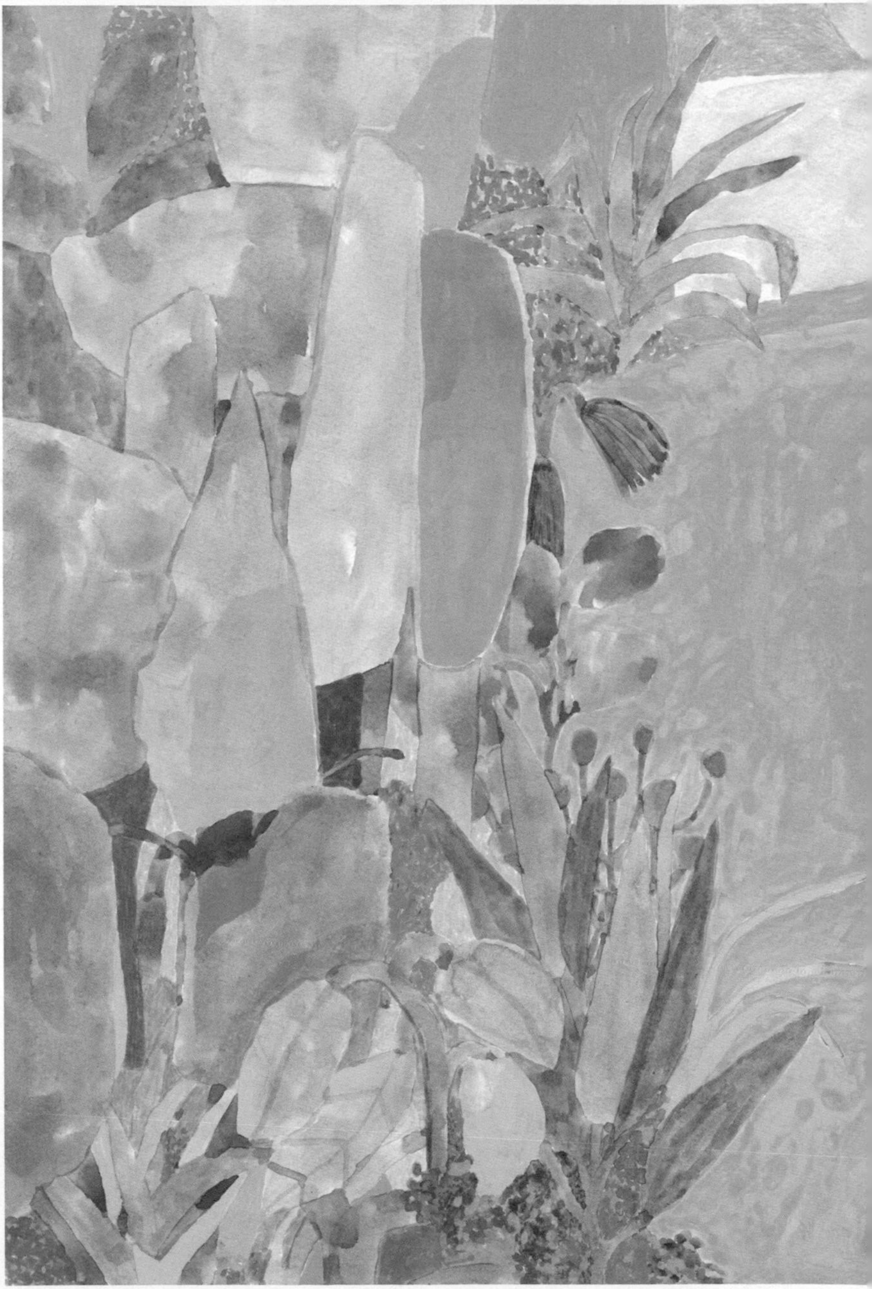

no 64

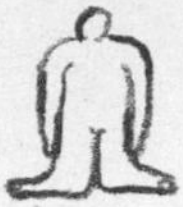

睡前不要做激烈運動

為了健康，運動很重要。

應該也有很多人會說：「下班後會去健身房」。

但其實，在睡前做激烈運動會有反效果。

吃力的肌力訓練會導致腎上腺素分泌，

引起興奮狀態。

若是白天當然沒問題，

但若考慮到將入睡，最好在就寢三小時前做完。

建議晚間在健身房時，可以做些**舒緩的瑜珈**或

簡單的伸展。

沒有運動習慣的人，在傍晚

閒適散步，對神經與身體也很好。

＊腎上腺素
會讓交感神經居於優位的興奮荷爾蒙。能提高專注力，發揮出「超出想像的潛能」。

no 65

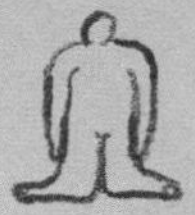

不要無視身體的搔癢與疼痛

*不寧腿症候群
腿覺得癢，引起睡眠障礙的一種疾病。以下半身為主，有不舒服感，除了遺傳的因素，也會因神經細胞異常或鐵質不足而引起。

你是不是因為忙碌
而忽視了自己的身體呢？

若身體上有疼痛或搔癢等不適感，就無法入睡。
別放著輕微的不適不管，請前去醫院接受診療吧！
手術或大病過後，經常會感到疼痛的人，
可以去找醫師諮詢減輕疼痛的方法。

應該有很多人為頭痛或不寧腿症候群等
慢性症狀所苦吧！

也有些例子是不明原因的，
但試著去諮詢專門醫師並不會有什麼損失。

別放著不管，多保養自己的身體吧！

no.66

試著使用簡便的手作安眠產品

市面上販售有許多的安眠用具。
抱枕、眼罩、耳塞等是代表。
陸陸續續出現有新的用具，
或許找出適合自己的品項也是一種樂趣。

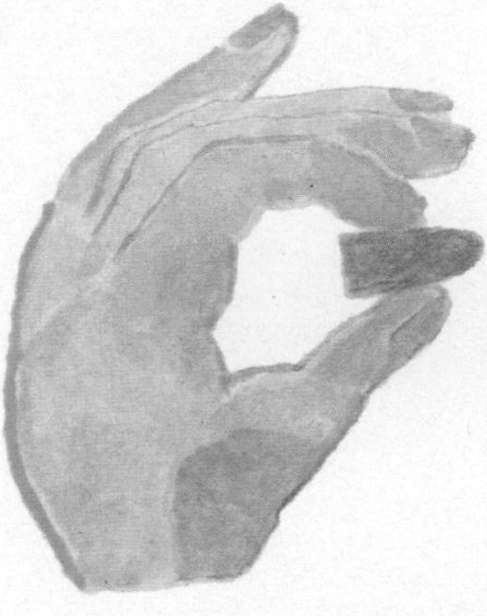

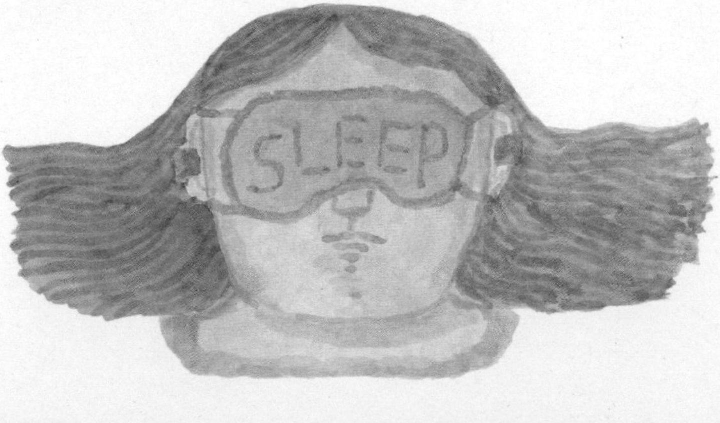

不過也可以簡單手作。
將寬約一公尺的浴巾捲成圓桶狀，
在上、中、下三個地方打結，
就能變身手作抱枕。
只要加熱濕手巾，
就會成為熱眼罩。
若嘗試有效，或可試著購買。

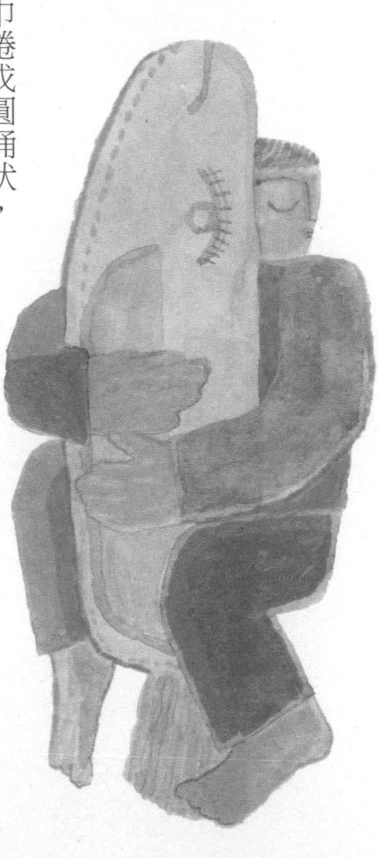

no.67

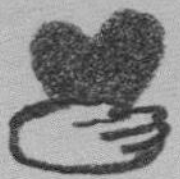

把所有討厭的事寫在紙上

試著把現今所懷有的悲傷、憤怒、煩躁或擔心，

寫在一張紙上。

毫不保留地寫出負面心情，

就能營造出與現今的自己面對面的時間。

寫完後就**暫停思考！**

果斷撕了扔掉也很痛快。

忙碌的時候，就在紙上寫出
明天一定要做的所有事。
盡可能詳細、想到想不出來為止。
寫出來後，就放到看不到的地方去。
把「明天的事明天再想」
當成暗號，先睡一覺，明天再努力吧！

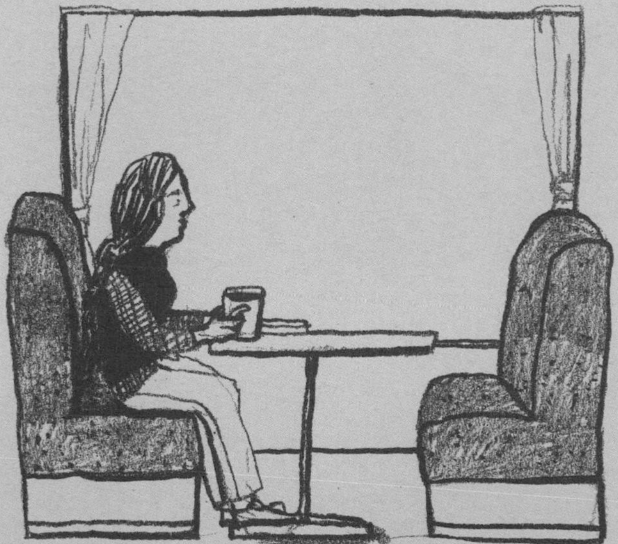

Part 3

床上

就算躺到了床上，
仍難以入睡……
我將告訴大家，
這時候可以
嘗試進行的呼吸法，
以及各種入眠小巧思。

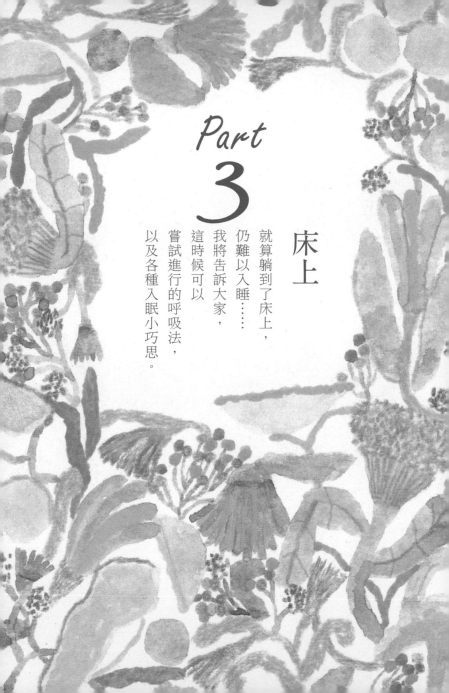

no 68

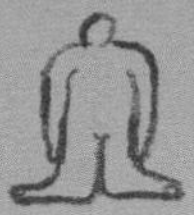

試著刻意緩慢的呼吸

要想熟睡的第一步就是放鬆。

躺上床後，要放掉全身的力氣，

試著緩慢地以鼻子呼吸。

閉上眼，緩慢地從鼻子吸氣，

然後盡可能綿長地從鼻子吐氣。

若是吸氣兩秒，就吐氣四秒，

以一比二的比例來慢慢吐氣。

＊呼吸與睡眠

持續深呼吸，就會分泌能帶給人幸福感的血清素，讓副交感神經居於優位。

若吸入許多氧氣，血液循環就會變好。

血液若能好好循環，身體會變溫暖，

白天努力的大腦也能處於休息模式。

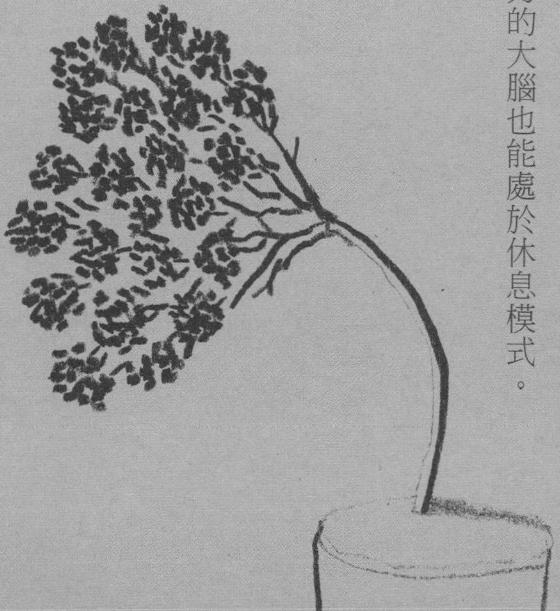

no 69

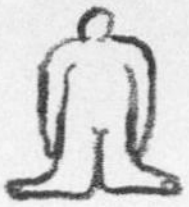

摩擦雙手，用以溫暖眼睛

你是否因手機看太多而感覺眼睛疲憊呢？
讓我們來溫暖、放鬆努力了一整天的眼睛肌肉吧！

可以巧妙利用以微波爐加熱的毛巾，
或是市售的熱敷眼罩。
若沒有餘力準備，單用手來溫暖也行。

交互摩擦雙手二十～三十次，
再以手心敷於眼睛上。
在床上也能簡單做到，所以很推薦。

同時溫暖脖頸也很有效。
用手覆蓋在肩膀至耳後處，
就能消除眼睛疲勞、虛冷、肩膀僵硬。
一起來緩解疲勞，安然入睡吧！

＊眼睛疲勞

因過度使用眼睛而引起如乾燥、搔癢、充血、疼痛等狀態。若即便入睡了症狀仍持續著，很有可能就是眼睛疲勞。

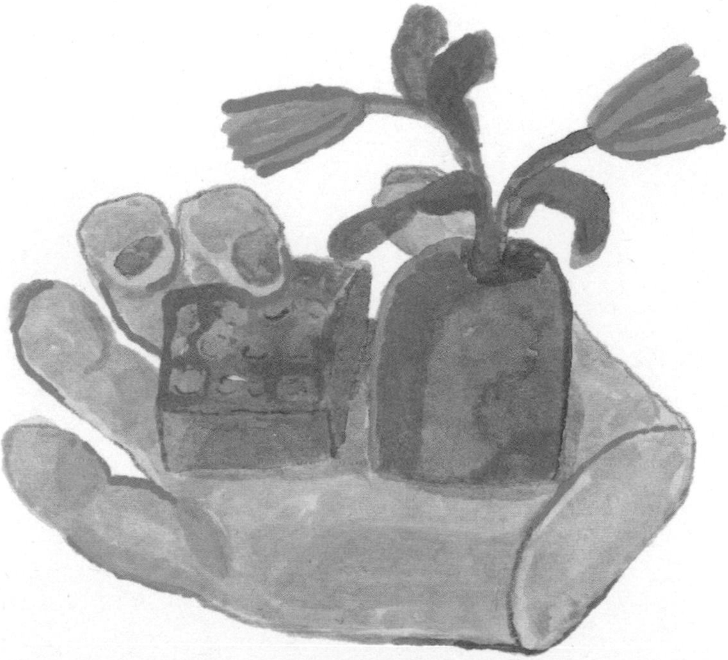

no 70

以大字型入睡

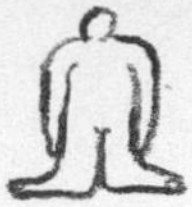

睡覺時，各位都是採取什麼姿勢呢？

仰睡？趴睡？側睡？

大家應該都有感到安穩的睡法吧！

睡眠的姿勢，一般以「仰躺成大字型」為最佳。

睡成大字型，熱氣容易散溢，

體溫會自然下降，順利入睡。

此外，關節以及肌肉的負擔也會減輕。

不過，若有人煩惱會打呼，

就不要仰睡，側睡會比較好。

因為重力能防止舌頭下垂。

no 71

一人睡一床

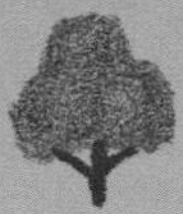

或許有很多人會說：

「雖然想怡然自得的睡成大字型，
但旁邊睡有伴侶及孩子……」

與某人一起睡，就身體上的親密接觸來說是很好，
但從睡眠品質的觀點來說，
最好還是一人一個床墊、一床棉被。
讓小孩子睡專用棉被或嬰兒床。
也要避免和寵物一起睡才比較能熟睡。
伴侶會打鼾時就用耳塞！

no.72 試著全身用力再一口氣放鬆

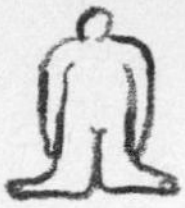

有個方法可以簡單放鬆變得僵硬無比的身心。

躺上床後，
雙手握拳，指尖朝上。
就這樣，全身用力。
眼睛也緊閉五秒鐘。
然後放鬆，徹底卸下力量。
透過緊張與緩和來消除疲勞，
也能有效調整自律神經的平衡。
此時手腳的溫度會上升，呼吸也會變深。

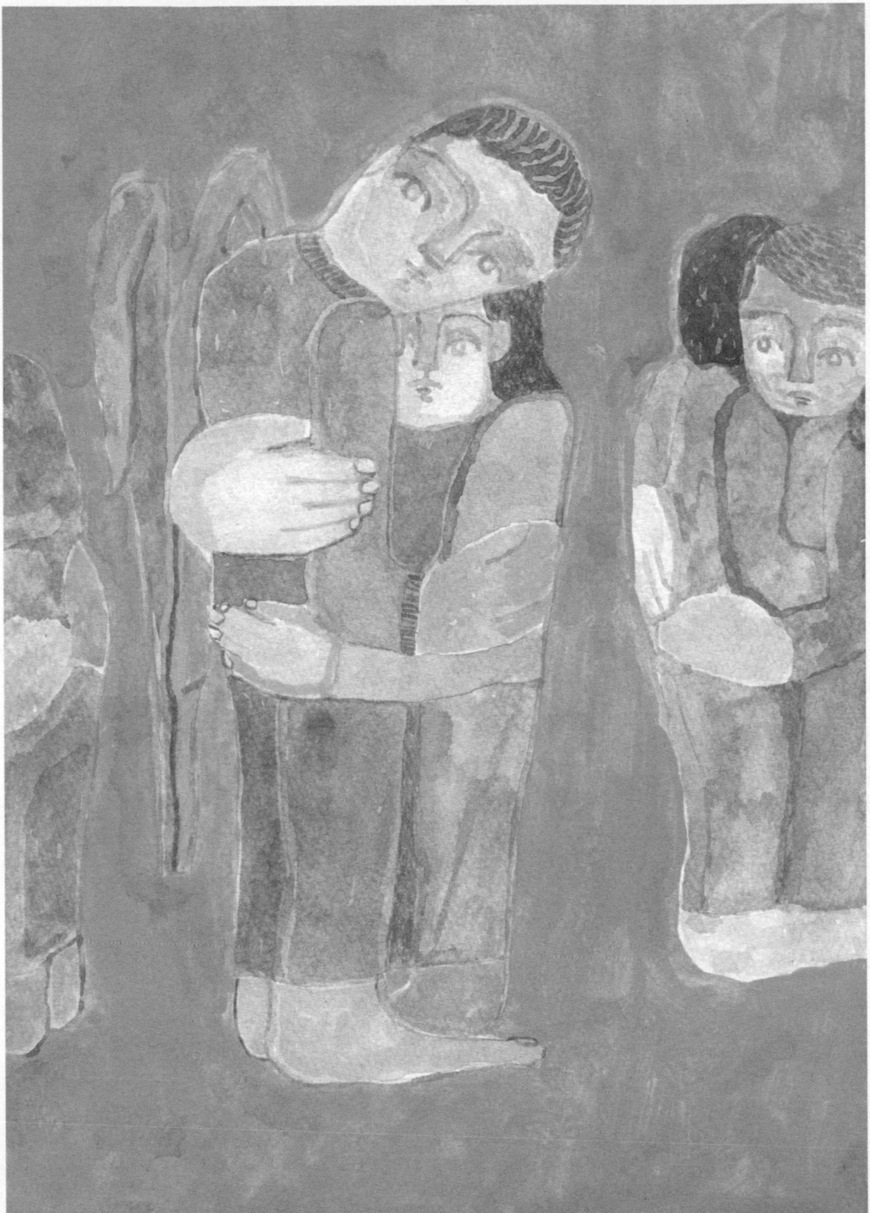

no 73

按摩頭皮

應該所有人都有過在美容院洗頭，
或是進行頭皮按摩時
那種昏昏欲睡的經驗吧！
眼睛和脖頸也一樣，只要改善了頭部的血液循環，
身體就會溫暖起來，睡意也會襲來。

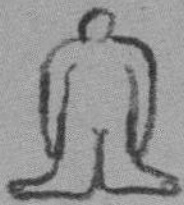
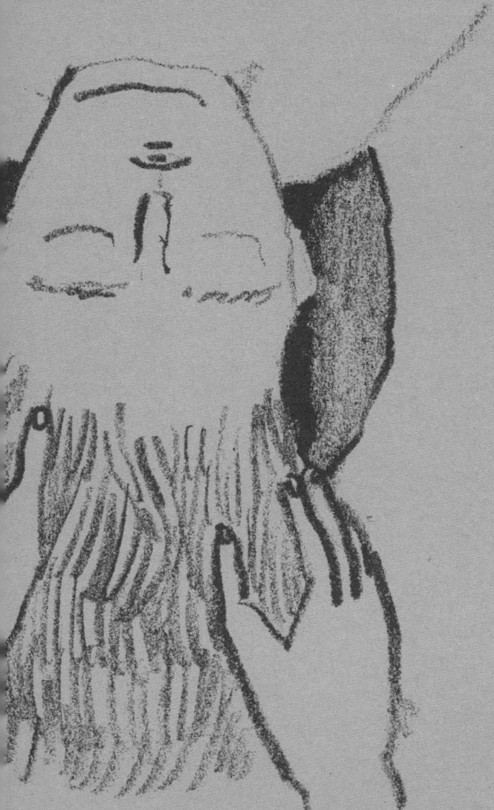

＊頭皮僵硬

若眼睛疲勞、肩膀僵硬，以皮膚與筋膜相連的頭皮也會變得僵硬。舒緩頭皮對臉型也有好的影響。

試著躺在床上

自己按摩頭部吧！

用整個手掌包覆頭部，移動頭皮。

以耳朵為起點，從髮際到前額、頭頂、頸項進行放鬆。

不要用力按壓，**想像著讓頭皮變軟。**

若太過僵硬，頭皮會堅實無法移動，

但放鬆後，就能感覺到頭皮會動。

若**身體變得溫暖**想睡，就直接休息吧！

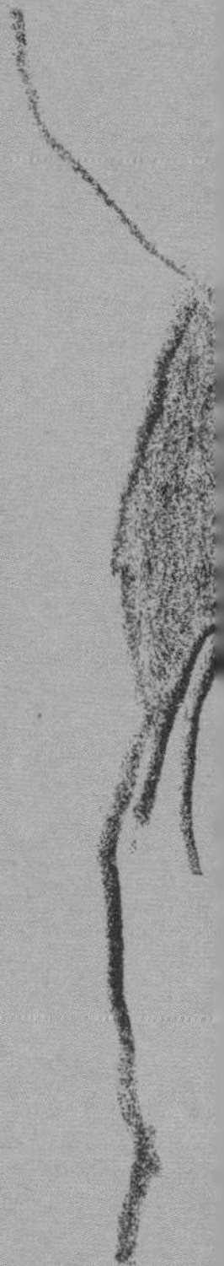

no 74

如搖籃般
搖晃
身體

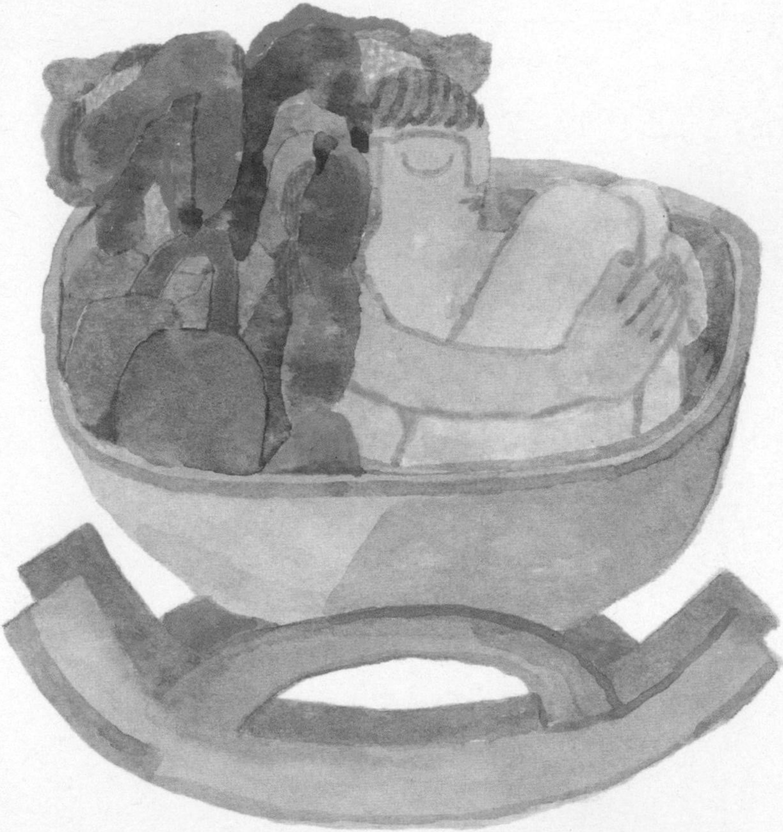

試著在床上抱膝而坐，
如搖籃般前後搖動身體吧！

然後就這樣直接仰起身體，左右晃動。
深吸一口氣，身體朝向左右方時，大大吐氣。
別過於快速，用緩慢的步調來做。

透過鬆緩脊椎與骨盆，
對舒緩腰痛與肩膀僵硬也有效。
也推薦給在意腹部周圍脂肪的人。
透過輕量的運動，帶來舒適的睡眠。

no 75

按壓位於頭部的「安眠穴道」

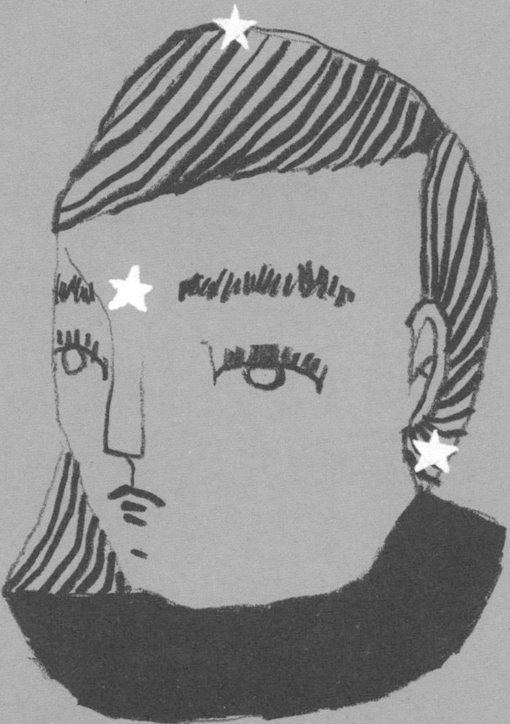

躺在床上感到不安或煩躁時，就按壓頭部的穴道。

＊按壓穴道，自我照護

若能自己按壓穴道，就可以緩解僵硬程度，施壓刺激。此外，按壓到會痛的穴道就是身體不適的訊號，如此也能知道自己的狀態。

放鬆穴道的代表穴位是「百會」。

這個穴道位在頭蓋骨上、連接兩耳中線與臉部中心線交會處。

如用手包覆住頭部般，

重複按三秒然後放手三秒的步驟。

耳後骨頭凹陷處稍下的地方有「安眠」穴，

這個穴位能讓副交感神經處於優位。

也推薦位在眉間的「印堂」。

位在眉毛與眉毛正中間略微凹陷處。

這個穴位能讓心情沉靜下來，提高睡眠品質。

no.76

用毛巾放鬆肩胛骨

充滿自信時，人會抬頭挺胸，
但感受到壓力時，
則會駝背、胸部往內縮、呼吸變淺。
這樣是無法熟睡的。

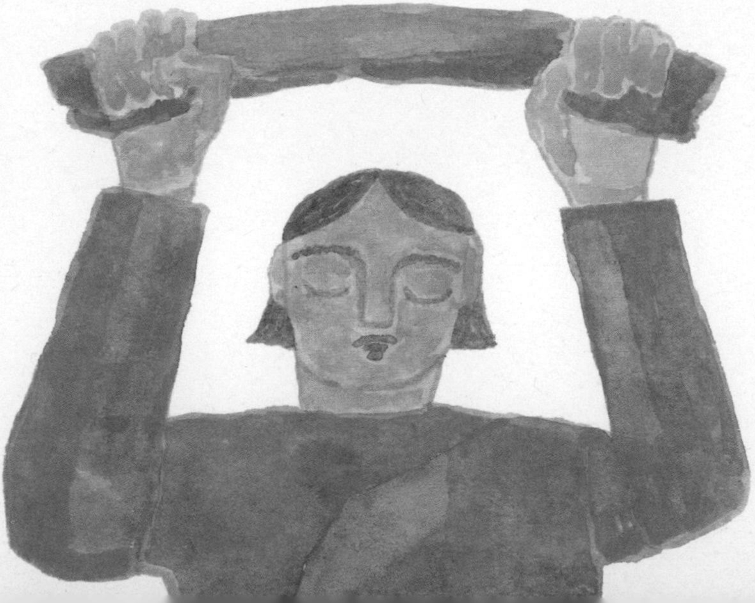

來使用毛巾進行伸展，舒暢地緩解
如此僵硬的肩胛骨吧！

抓住毛巾兩端，做出萬歲的姿勢。
一邊吐氣，身體一邊緩緩向左右兩側傾斜。
回到一開始的姿勢，接著，彎曲手臂放下，
一邊吐氣，一邊把毛巾往頭後方拉。
若有餘力，可以下降至肩胛骨處，並往外拉。
感覺就像是肩胛骨用力往內移。

慢慢做這動作，血液流動會變好，
也能改善駝背、經常伏案工作者的姿勢。
請務必試試看。

no 77

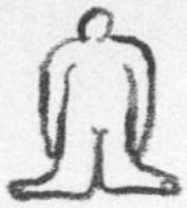

舉起手腳搖晃擺動

冬天，因手腳冰冷而睡不著的人，
可以做**搖晃手腳的伸展**。

手腳上集中有全身約七成的微血管。
只要把手腳舉高過心臟，
血液循環就會變好，身體就會溫暖起來。

仰躺在床上，
把手腳垂直上舉並晃動吧！
持續三十秒至一分鐘左右就會出現效果。

no 78

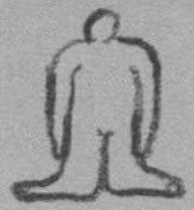

手腳握成拳、伸展開來

還有另一個有效改善寒冷的伸展。

手、腳進行握拳、放開的動作。

握拳五秒，接著放開保持五秒。

做五次。

腳的部分是，將腳趾蜷縮起來是握拳，向外則是張開。

溫暖冰冷的手腳，就容易放出熱，深部體溫會下降，就能夠熟睡。

床上

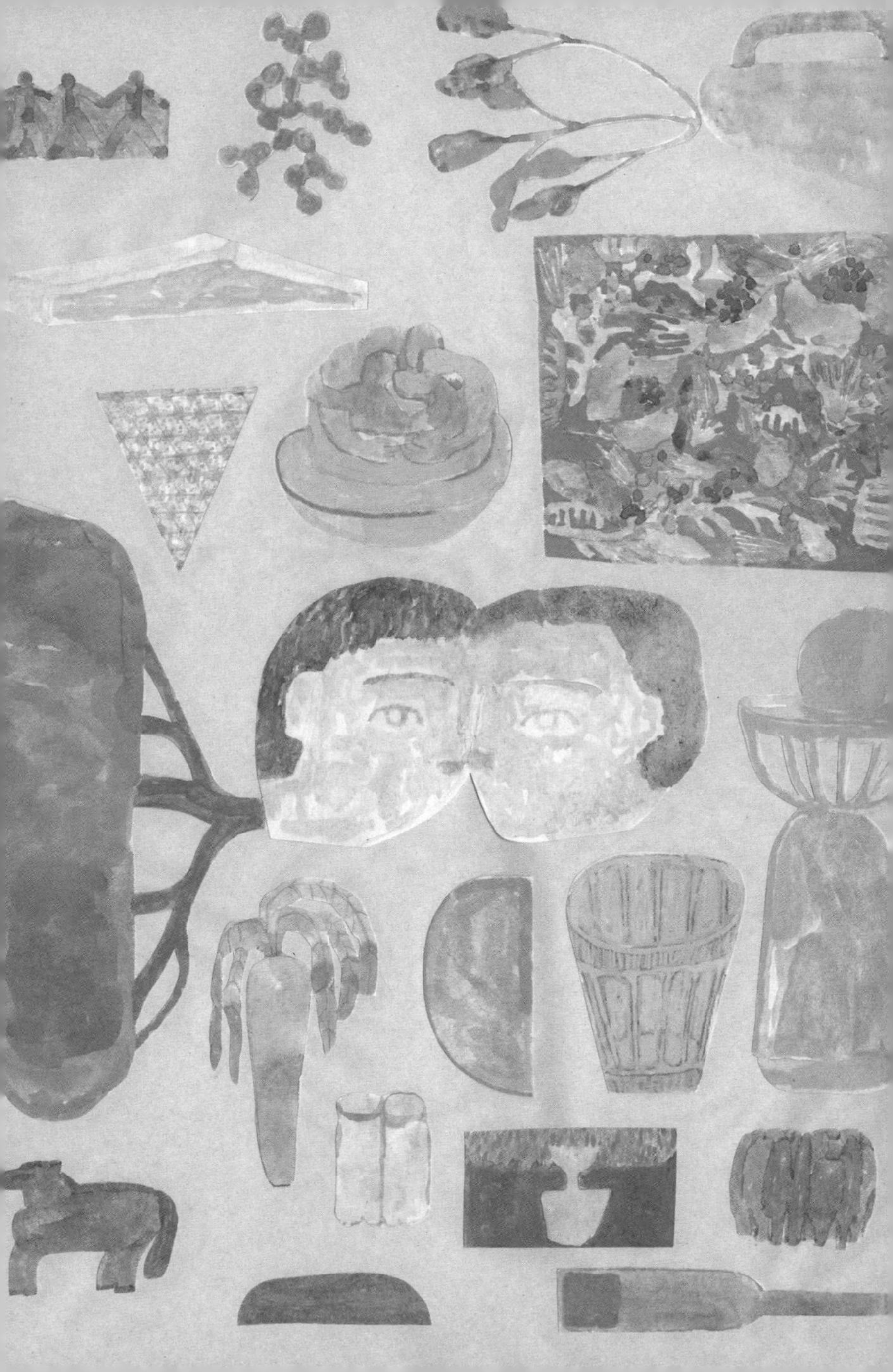

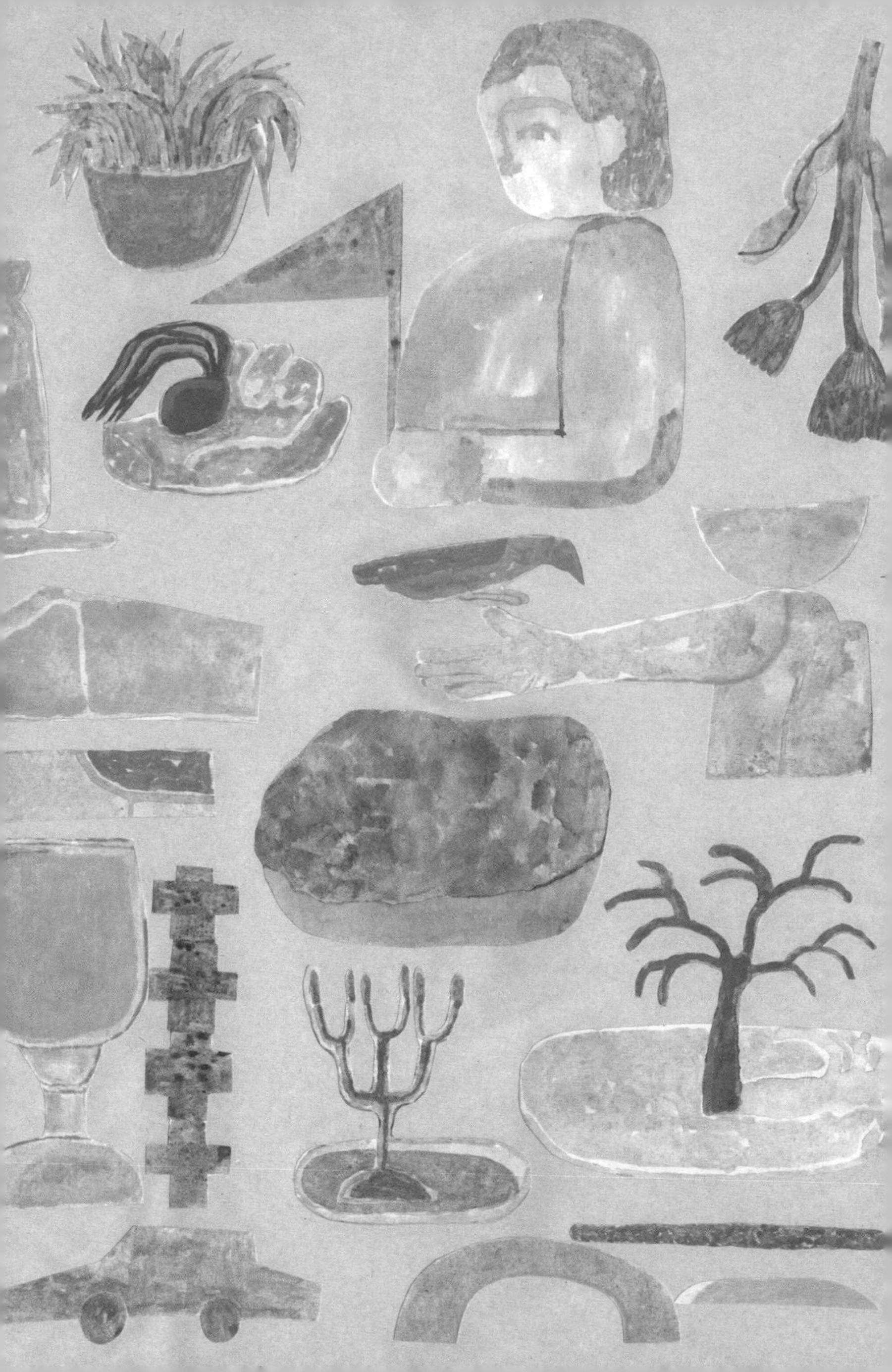

no.79

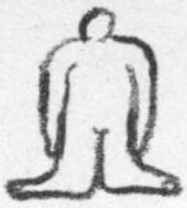

用伸展放鬆下顎

精神不安或專注在電腦螢幕上時，人經常會咬緊牙齒。有這情況的人就

放掉下巴的力量，放輕鬆吧！

首先，將下巴往左右移動五次。

接著將下巴往前後移動五次。

然後嘴巴大張，保持五秒後回復原狀。

只要重複數次這樣的運動，就能緩解緊張。

＊顳顎關節症候群

這種病會出現下巴痛、嘴巴張不開、下巴一動就發出聲音等症狀。若很在意，除了自我保健，還可以去牙科接受治療。

no80

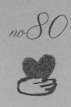

決定睡眠的儀式

找出專屬於自己的睡眠儀式。

「梳頭一百下」

「看最喜歡的照片集」

「喝熱牛奶」

選擇約三項簡單的事來做。

每天都做能簡單做到的事吧！

只要養成習慣，就能成為安眠開關。

床上

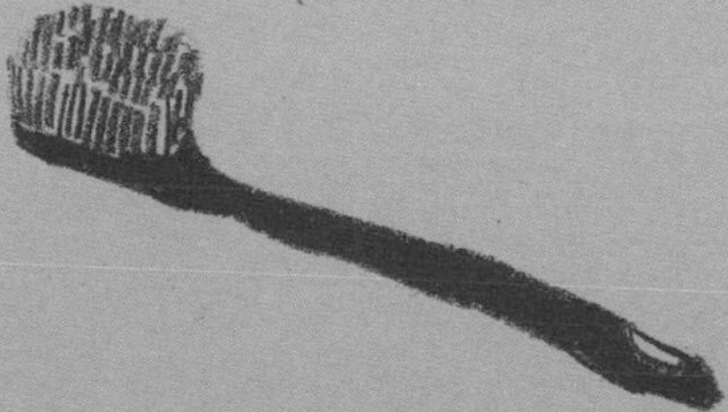

no 81

放鬆髖關節以平順翻身

早上起來時，之所以覺得沒有熟睡，

或許是因為在無意識中的**翻身**

並不順利之故。

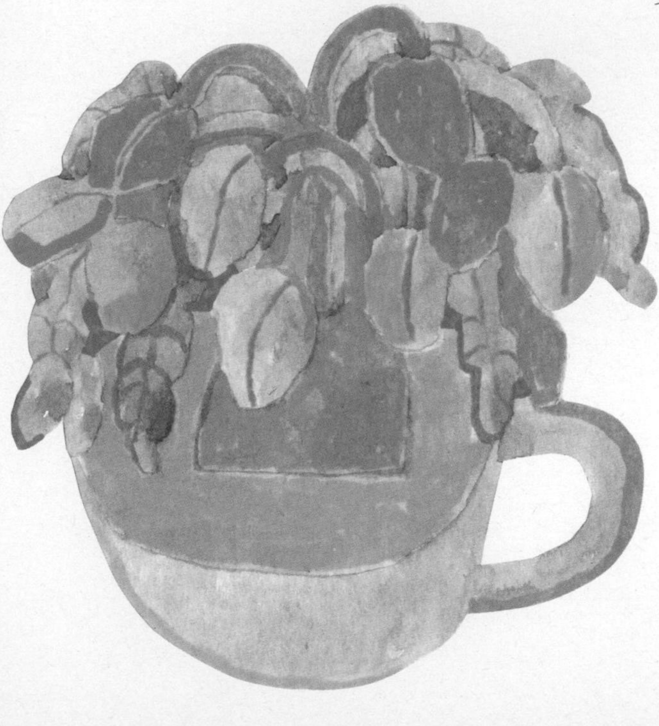

翻身有著重要的任務：

流走老舊廢物、

散逸囤積在體內的熱，調節體溫、

調整歪斜的身體。

若腰間肌肉僵硬，就無法順利翻身，

所以要進行舒緩髖關節與腰的伸展。

若是蹲坐，就交叉手指，做出如祈禱狀。

將拳頭放置膝間夾住，

從外側繃緊並保持不動。

之後再放鬆兩膝蓋的力量。

重複做這樣的動作，可以放鬆下半身，順利翻身。

no82

按壓鎖骨下方後放開

睡前，按壓鎖骨下方的肌肉，
緩解疼痛的部分。

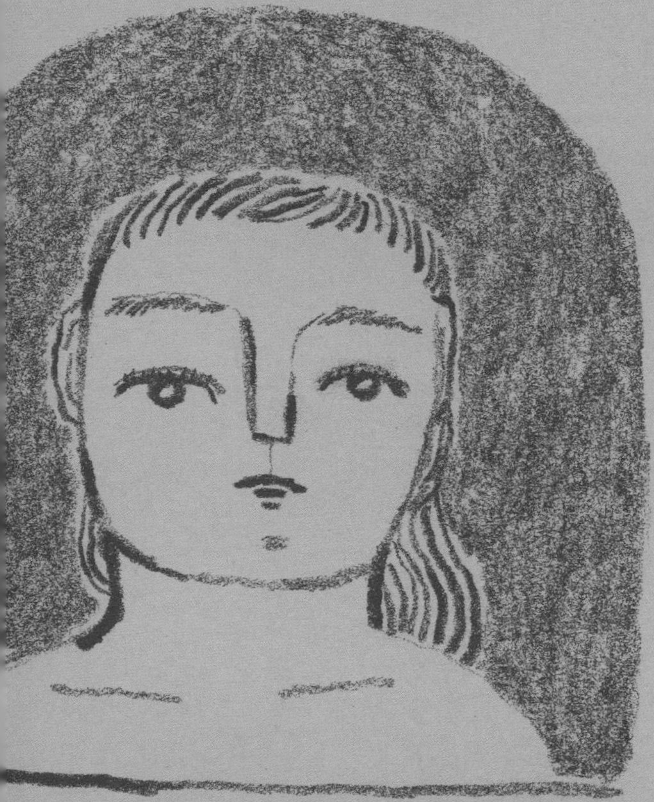

＊胸鎖乳突肌

連接鎖骨內側到耳朵下方的肌肉。與緩和壓力的自律神經有關。透過舒緩鎖骨，就能同時舒緩、放鬆這部分的肌肉。

特別疼痛或僵硬之處，
用手指強力壓住，然後直接上下移動手臂。
接著，手握拳，左右交互有節奏地咚咚
敲打鎖骨下方。
最後，使用四根手指，促使沿著
從內側到外側的淋巴液，流過鎖骨下方。

放鬆了鎖骨的肌肉後，脖頸會舒緩，
胸腔會打開，就能做深呼吸。
此外，淋巴聚集處的鎖骨容易囤積老舊廢物，
洗澡時進行這步驟，也能有效排毒、美容。

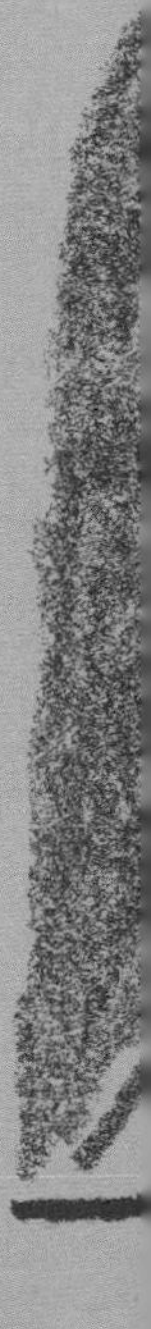

no83

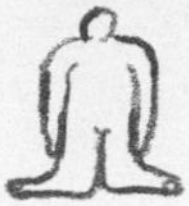

閉上眼，用指尖寫數字

「不知道明天的工作會不會順利呢……」
「跟那個人見面好緊張……」
各位也有過腦中裝滿明天「不知道該怎麼辦」的念頭
而睡不著的經驗吧！

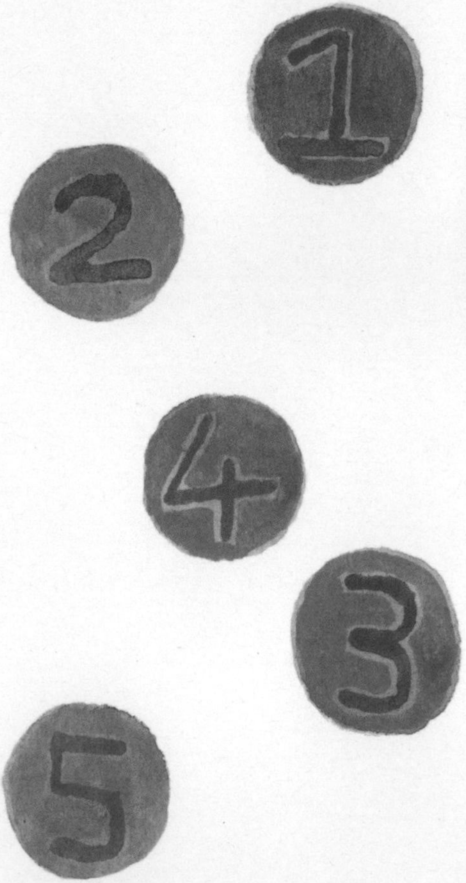

＊不論什麼數字都ＯＫ

在此就只是單純的數數↓倒數，可以放入任何你喜歡的數字列或幸運數字。

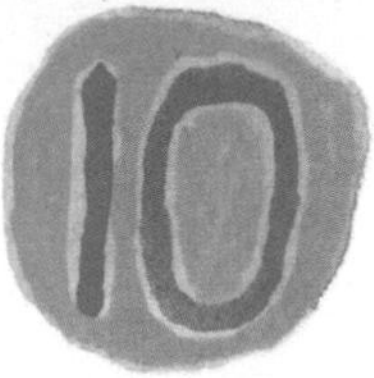

就像這樣，想太多時，

閉上眼，在床上動起手腳來。

用雙手手指同時在床單上寫出數字1，

然後用圓圈圈起來。

寫完①之後，接著寫②、③、④、⑤、⑥、⑦，

寫到⑩之後，再回來

⑨、⑧、⑦，一直到①……不斷重複這樣書寫。

透過進行單純的動作，大腦的思考也會慢下來。

停止想太多後，就能這樣直接入睡了。

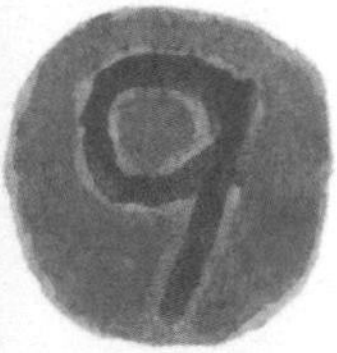

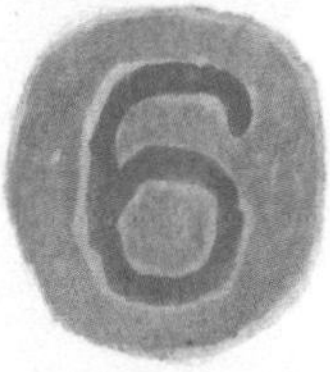

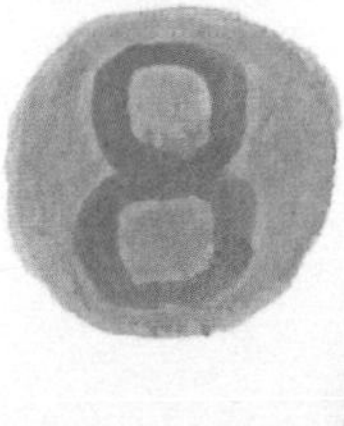

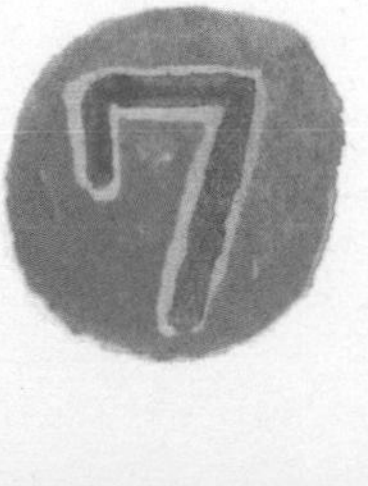

no 84

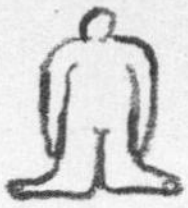

要解決打呼，就試著進行「舌頭的肌力訓練」

打呼不僅會打擾伴侶及家人，
也會妨礙自身的睡眠。

打呼是因為喉嚨的空氣通道——呼吸道
變狹窄所引起。

原因除了有喝酒、鼻塞、肥胖等，
還有一個原因是「舌頭的肌肉衰弱」。

透過「旋轉舌頭」來鍛鍊肌肉吧！
輕閉雙唇，如用舌尖按住雙頰內側般，
轉動舌頭。

針對改善法令紋及雙下巴也很有效。

no85

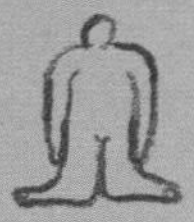

磨牙時
試著帶
牙齒矯正器

磨牙的原因我們還不甚清楚，
但很多例子都是因為壓力。
各位有沒有想到什麼呢？
除了心理上的壓力，
還要考慮到酒精以及香菸尼古丁所造成的
身體上的壓力。

我們雖不能停止磨牙這行為本身，
但只要戴上牙套，就能保護牙齒，
提高睡眠品質。
試著去向牙科醫師諮詢吧！

床上

no 86

把手指插入耳中哼唱

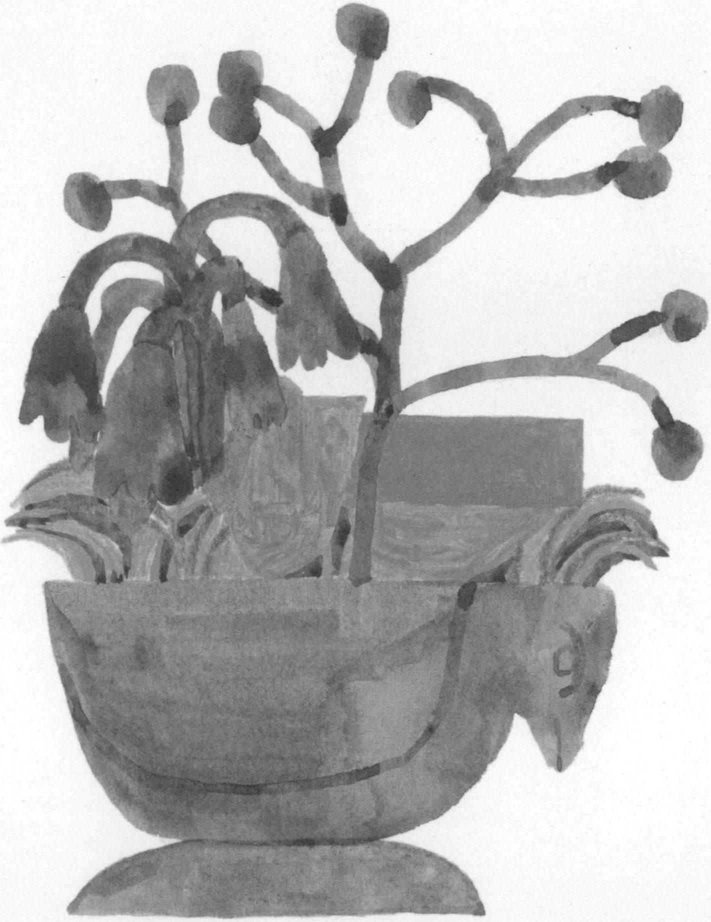

瑜珈中有所謂的「蜂鳴式」（Bhramari）呼吸法。

可以躺著也可以坐著做。
閉上眼，稍微打開牙關，別咬緊。
請輕閉雙唇。

用手指堵住耳朵，發出聲音。
哼鳴著「ㄥ～～～～」。
換氣時，將手指拿離開耳朵約一分鐘。
透過震動頭骨，
停下想太多的思考！
除去心靈的不安。

＊ Bhramari

Bhramari 是梵文裡「雌蜂」的意思。哼鳴聲音和蜜蜂振翅的聲音很像，所以取了這個名字。

no 87

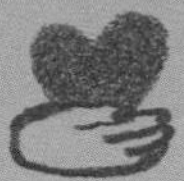

在腦中喊叫著「A・I・U・E・O」

躺上床後，因不安、憤怒的情緒
而無法順利湧上睡意時，
閉上眼，在腦中
試著大叫「A・I・U・E・O」。

「A——」「I——」「U——」
像這樣，拉長音調。
長度可隨意，沒有一定。

I U E O

＊長音調

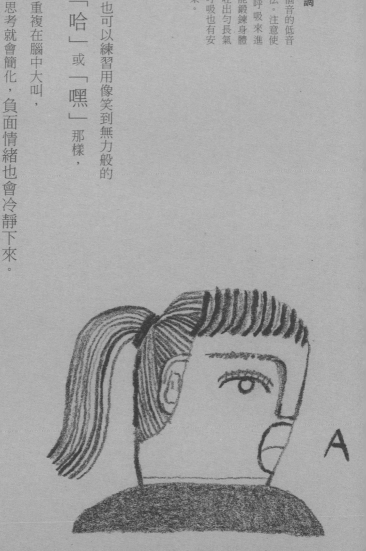

拉長一個音的低音發聲方法。注意使用腹式呼吸來進行，就能鍛鍊身體軀幹。吐出勻長氣息的深呼吸也有安眠的效果。

也可以練習用像笑到無力般的

「哈」或「嘿」那樣，

重複在腦中大叫，

思考就會簡化，負面情緒也會冷靜下來。

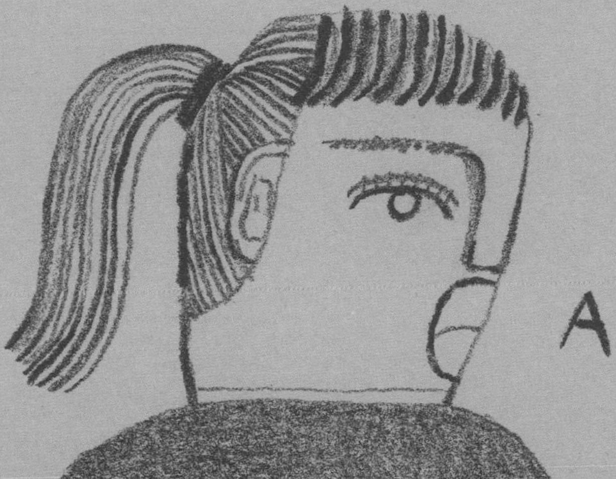

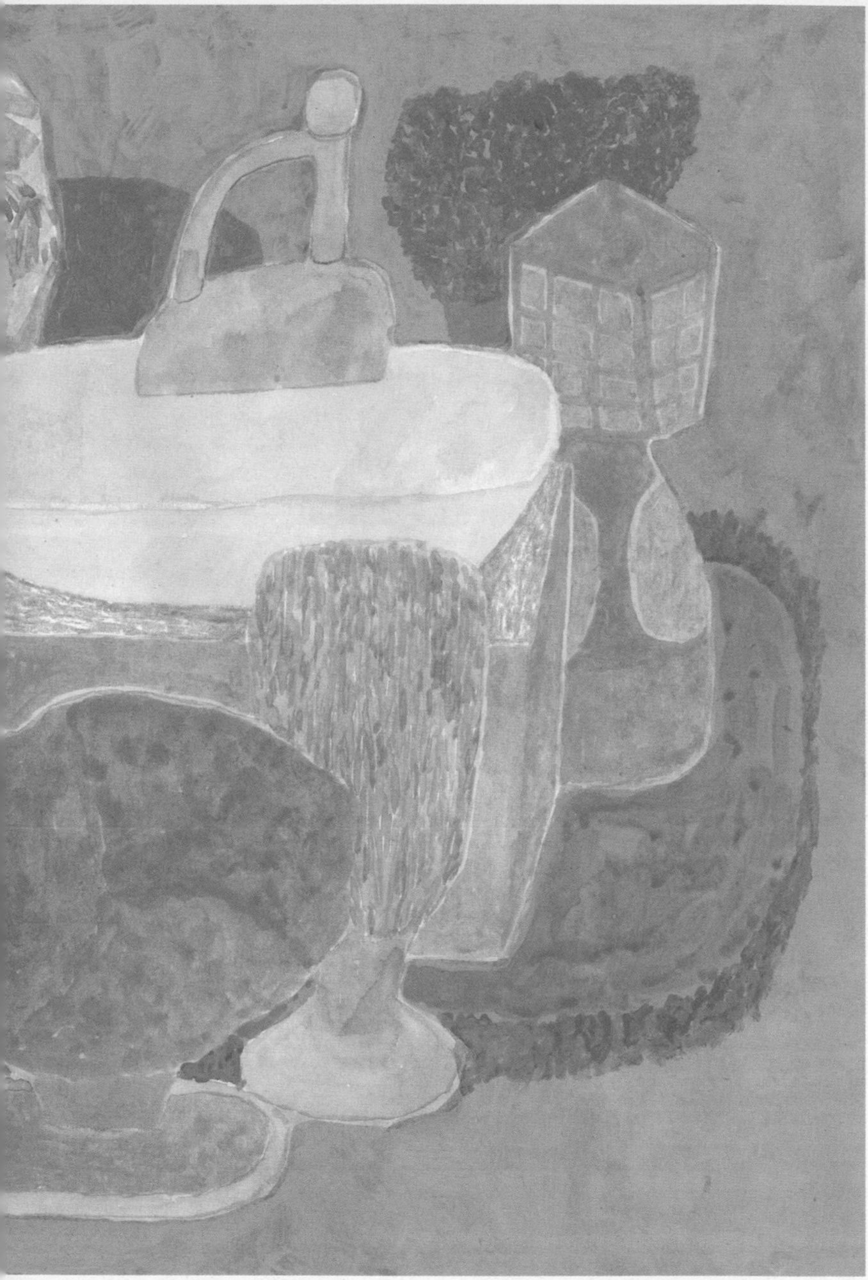

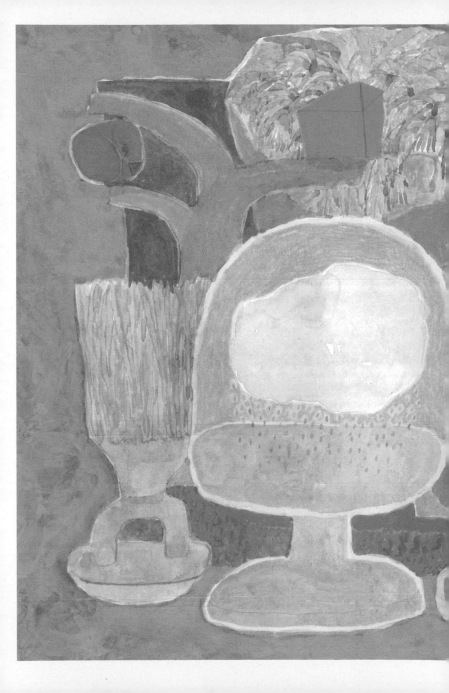

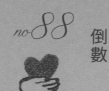

no88 從一百開始倒數

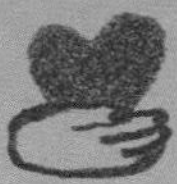

睡覺時雖可以數羊，
但也可以試著更簡單些，

從數字一百開始倒數。

盡可能緩慢地數吧！
「一〇〇、九十九、九十八」
以三秒一個數字的步調。

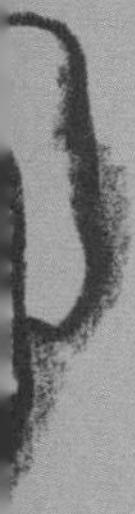

不知道數到哪裡的時候，
或數到一數完的時候，可再從一〇〇開始。
透過連續倒數，
就能預防在床上想東想西。

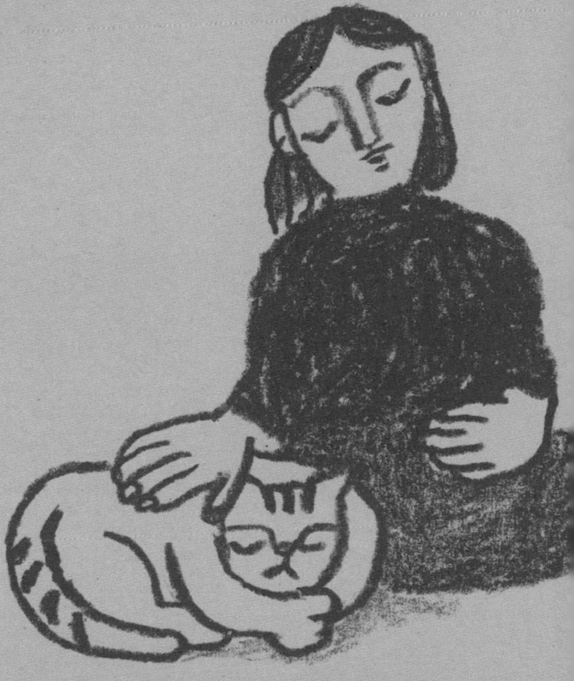

床上

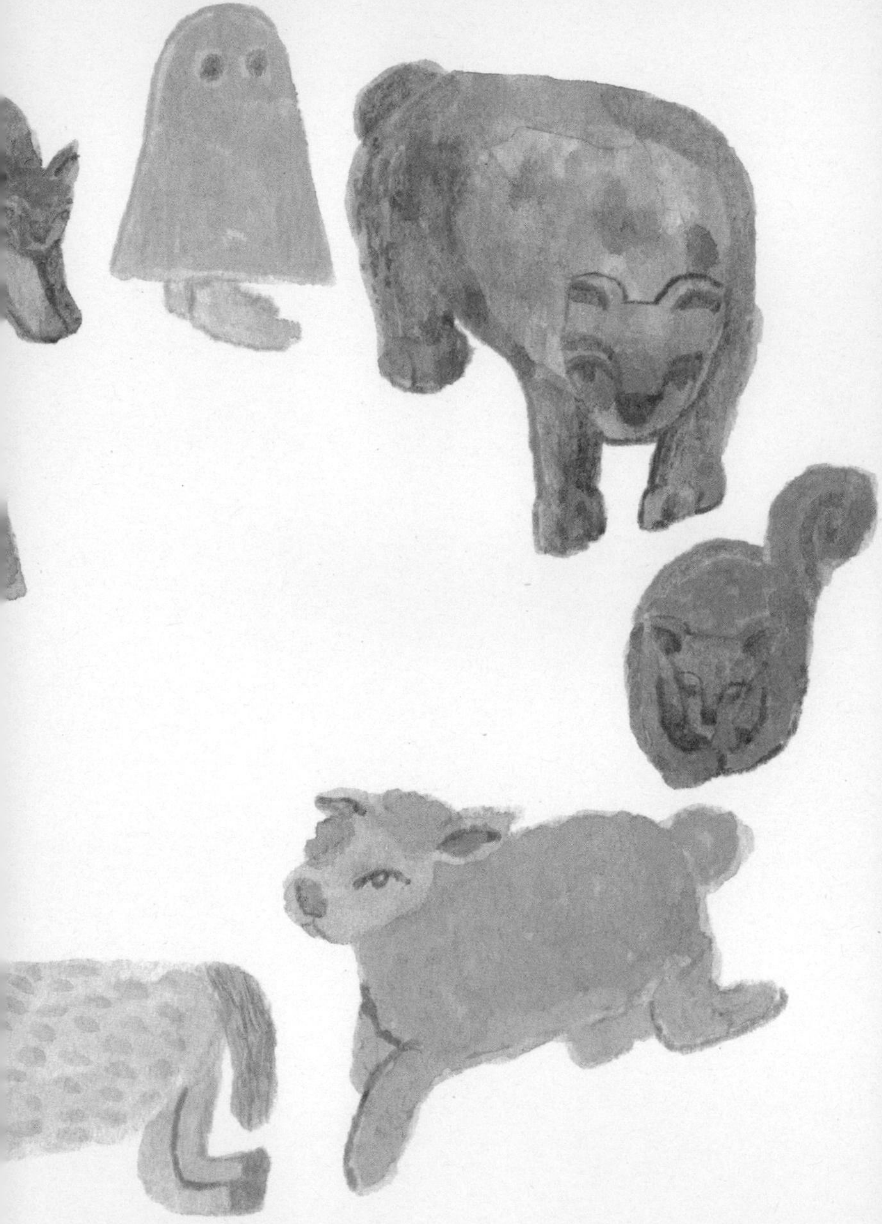

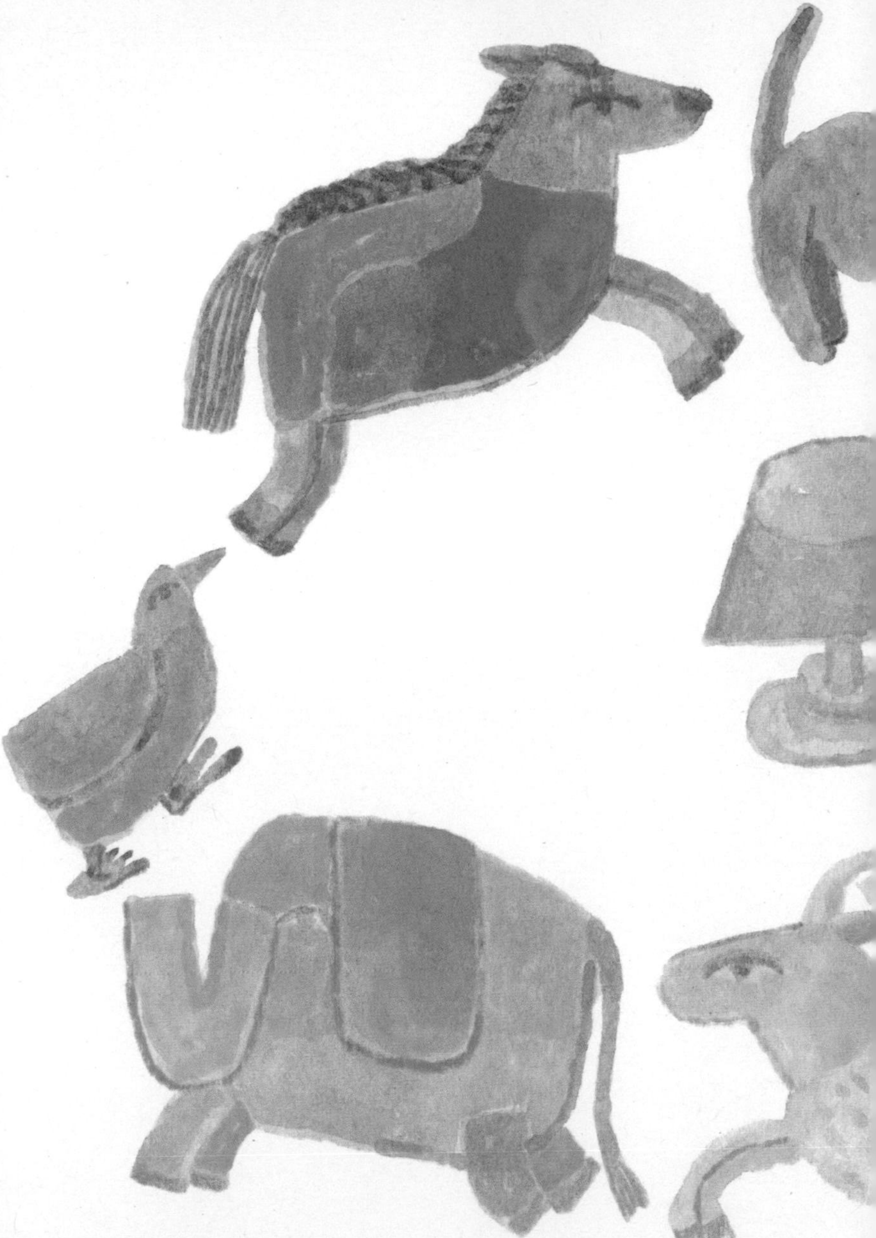

no 89

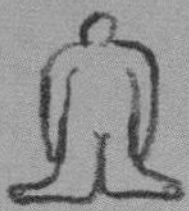

吸氣五秒、停三秒、吐氣八秒

要消除緊張或不安，深呼吸是最好的方式。
不要一下子大口吸氣，要從深深吐氣開始，
就能輕鬆深呼吸。

一邊在腦中數著「1・2・3・4・5・6・7・8」，
一邊花八秒吐氣。
接著一邊數「1・2・3」，
一邊停止呼吸三秒。
接著數「1・2・3・4・5」，
大口吸氣五秒鐘。

重複這動作二～三分鐘，
最後以吐氣結尾。
訣竅是，吸氣的時候
大聲發出「嘶」的聲音，
吐氣的時候大聲發出
「哈」的聲音。
除了入睡時，
白天緊張時也可以使用。
只要進行三次，就會提高專注力，
長時間重複進行，有放鬆的效果。

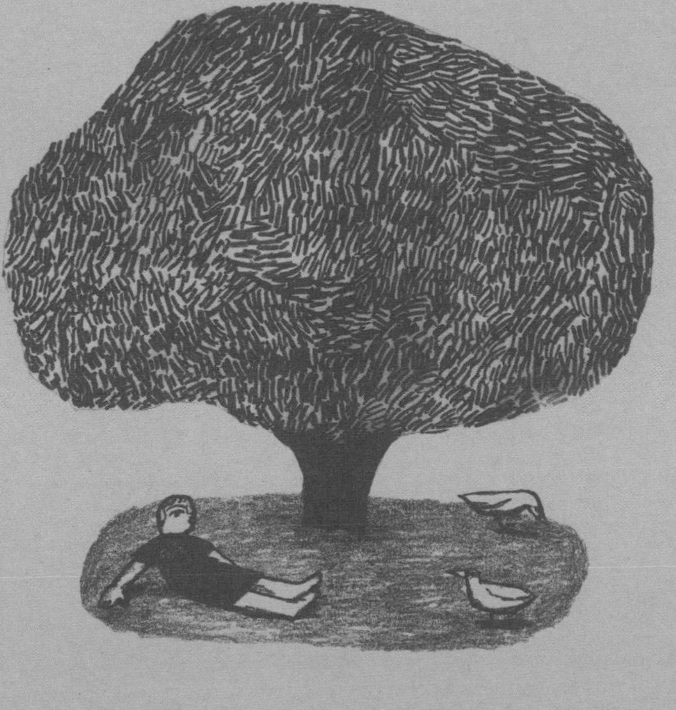

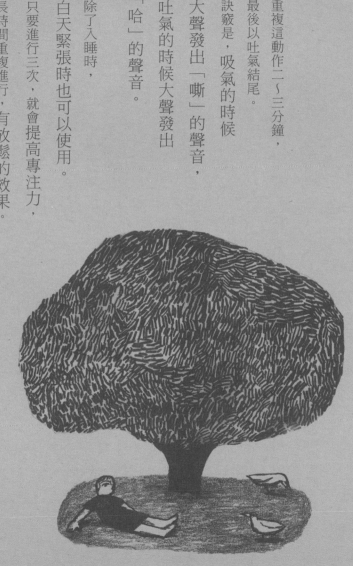

no 90

在腦中進行聯想遊戲

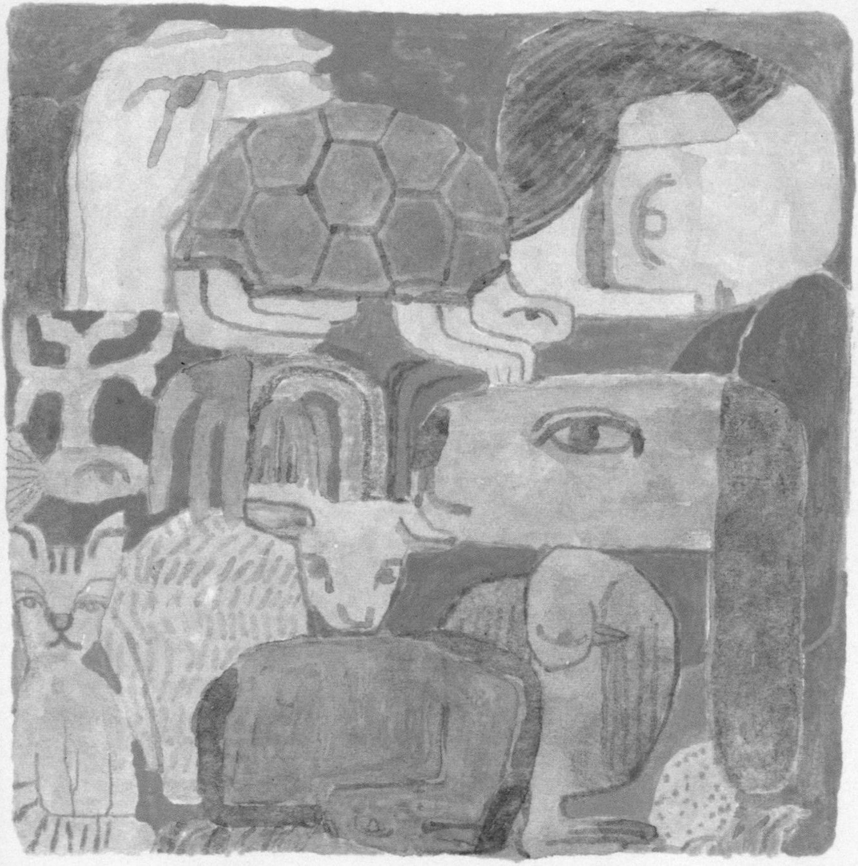

從一個單詞，聯想其他不同單詞的方法，
也能引導人進入和緩的睡眠。

試著想起一個簡單的詞語吧！
例如「向日葵」。

從「向日葵」的「向」開始聯想詞語吧！
「向前」或「向後」。
接著是從「日」開始的「日光」、
從「葵」開始的「葵花油」，就像這樣。

大腦無法一次思考太多事情，
所以這樣做能將日常瑣事趕出腦中。

no 91

閱讀難懂的書

上了難懂的課或是讀參考書時，
不禁就打起了瞌睡……
各位是否有過這樣的經驗呢？

睡不著的時候，
建議可以閱讀稍微**有點難的書**，
像是專業書籍或哲學書。
難以理解的文章內容不會進入到腦中，
只為變成「用眼睛看過去的作業」，
而單調的作業可以引致睡眠。

no 92

播放單調的音樂

＊ monotonous
沒有變化的單調模樣，乏味、無聊，這個英文單字也有這樣的意思。「monotonous」。將這感覺也用在視覺跟聽覺上吧。

電車的聲音哐噹哐噹。
在固定搖晃的節奏下坐著而昏昏欲睡……。
和難懂的書一樣，「沒有變化的單調音樂」也會誘導睡眠。
「吵——」這類白色噪音，
以及「滴答滴答」的雨聲。
若是音樂，就重複播放相同的段落……。
巧妙地讓大腦感到厭倦，呼喚睡眠到來。

no 93 仰望夜空

眺望星空，就能好好入睡，
也能睡得沉穩。
因此，怎樣都睡不著時，
放下手機，眺望夜空吧！
眺望遠方也能鬆弛眼睛的肌肉。

就算不是整片星空，
只要感受著夜風，心情就會平靜下來。
寒冷時節要記得保暖！

就算打開窗也是大樓牆壁……居住在這種環境下的人
就看夜空的相片集。

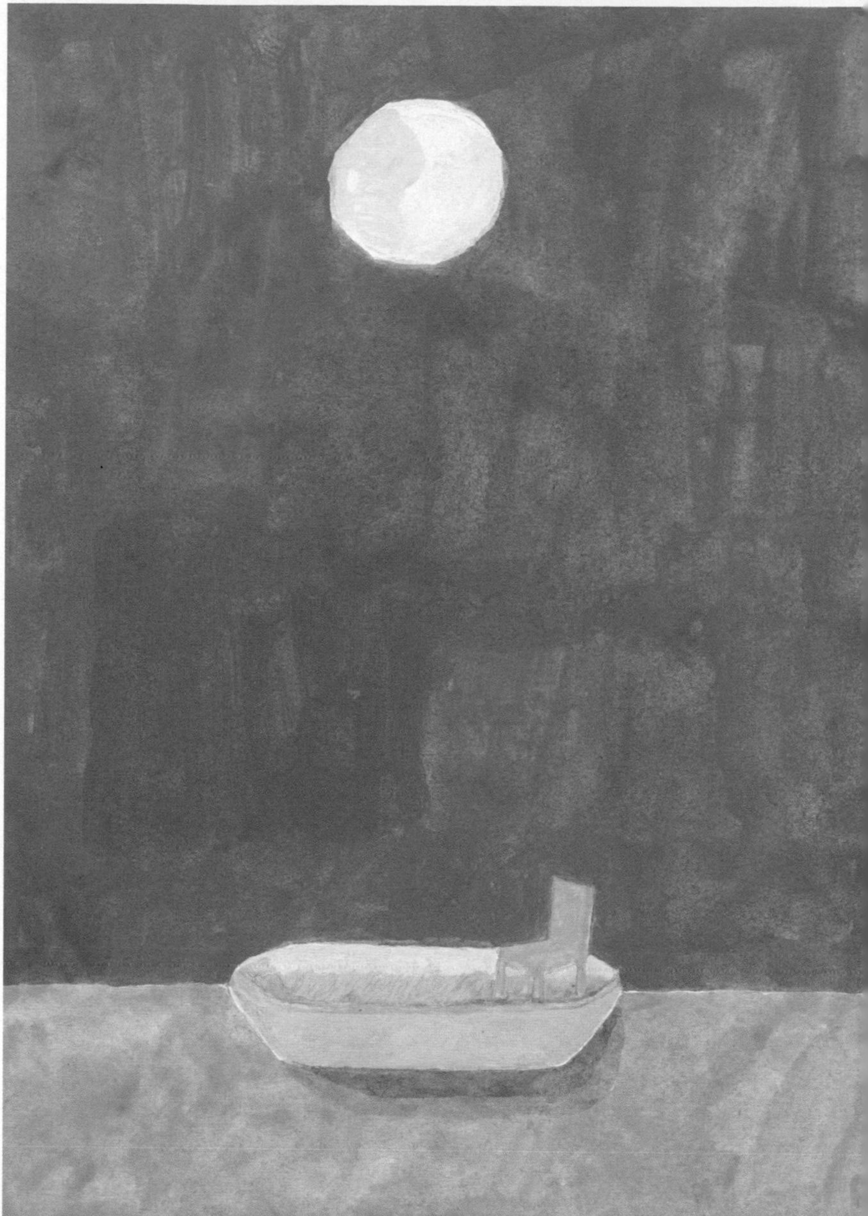

no 94 別在床上玩手機

應該有很多人在睡不著的時候，
會禁不住在床上玩手機。

電腦與手機的藍光
很像太陽光，
大腦就會誤以為是白天而無法入睡……
這種說法是廣為人知的。

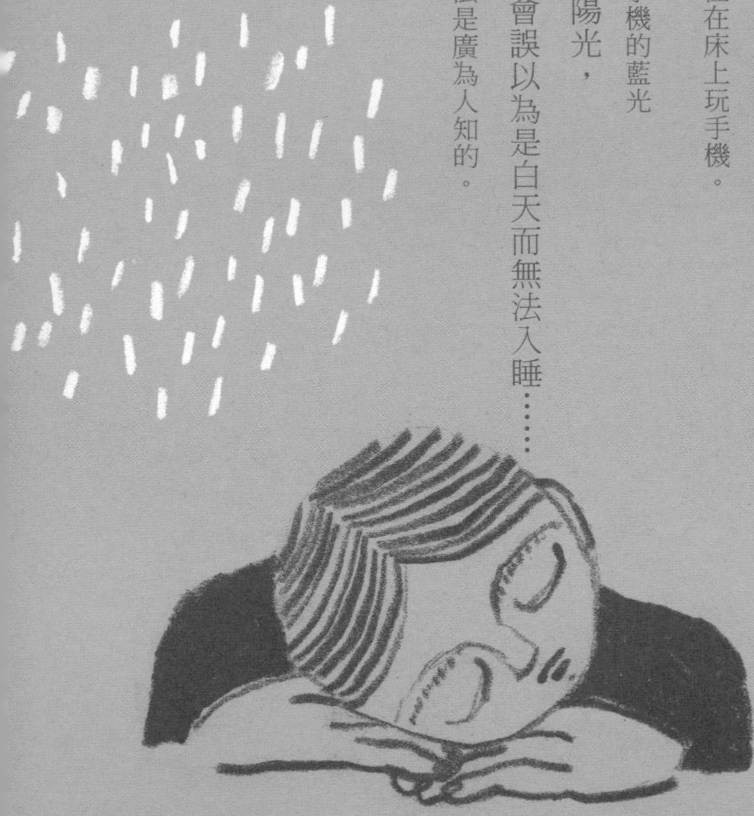

＊藍光

有著三八〇nm～四九五nm波長的藍色光。多發自於PC以及手機等LED螢幕。大腦會將其誤認為是太陽光，擾亂生理時鐘。

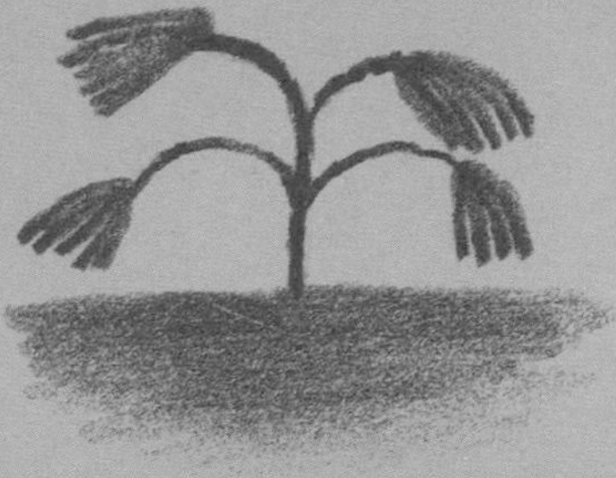

不需要過於神經質，
但在全黑的房間中長時間看手機
會阻礙睡眠，所以還是停止吧！
在**就寢一小時前**結束是最理想的。

no 95

試著進行一個人也可以做到的放鬆法

不僅睡不著，還有些憂鬱、煩躁等，
自律神經處於混亂中……
對於這麼想的你，
我想介紹一些德國精神科醫師所提出的
「自律訓練法」。

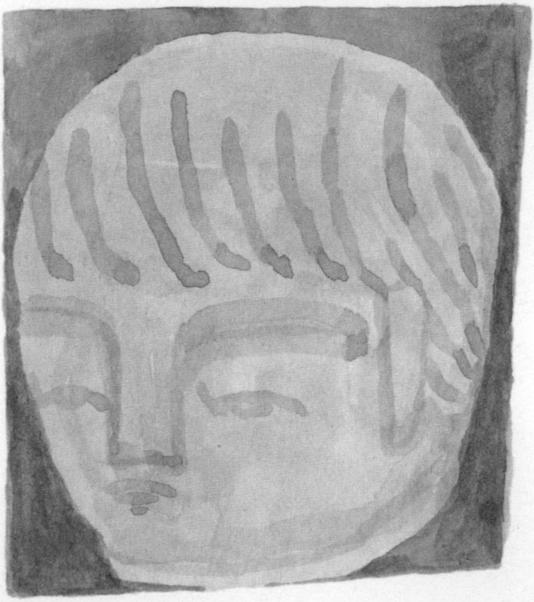

閉上眼，仰躺著睡。

對自己說：「心情平穩下來」，

若真的平穩下來，

就在心中唸誦著「右手好重」「左手好重」「兩腳好重」，

自然就會感受到手腳變重了。

在心中唸誦著「右手好溫暖」

「左手好溫暖」「兩腳好溫暖」，

自然就會感受到手腳溫暖起來。

自己給予自己暗示，然後就那樣睡去吧！

no 96

觀察知名人士的睡眠法

在此稍微談點**雜學**。忙碌的世界知名人士，
都是怎麼度過睡眠時間的呢？

蘋果的賈伯斯
把睡眠時間拆成兩半，**分兩次睡**。
英國前首相溫斯頓・邱吉爾
是每天早上八點起床，半夜三點睡，而且會睡很多**午覺**。
美國運通CEO肯尼斯・錢納特（Kenneth Chenault）
是會在睡前寫出三項
「明天要做的事」。
微軟的比爾・蓋茲
在睡前會**「讀一小時書」**。

睡眠支撐著忙碌的每一天。
重要的或許是找出
屬於自己的規則或步調。

床上

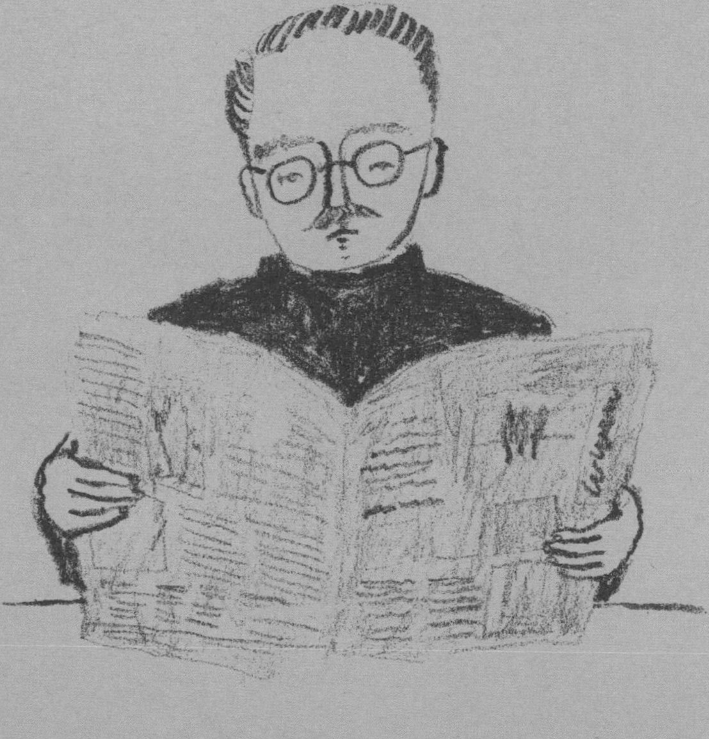

no 97

用APP寫睡眠日記

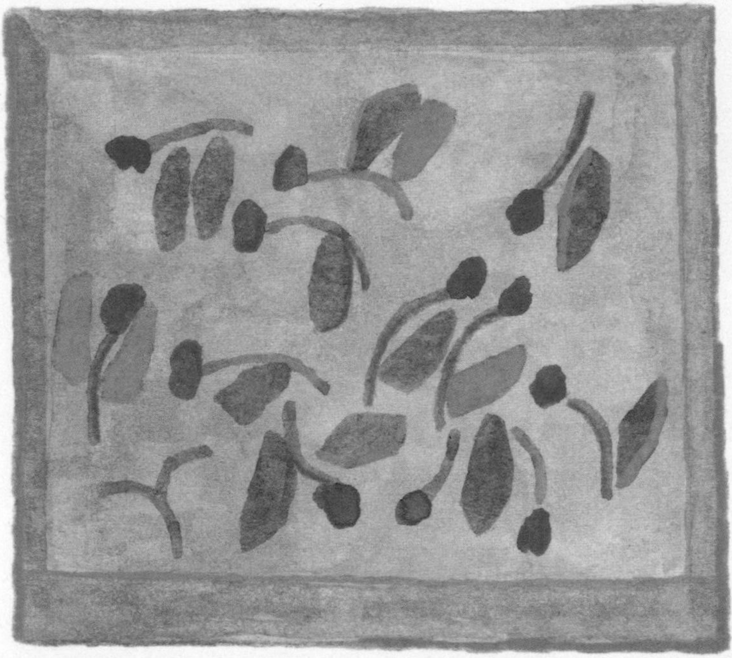

能讓人舒眠的手機ＡＰＰ
有很多種類，
也有能將睡眠時間、睡眠深淺
以及中途醒來情況資料化，
或記錄夢話、打鼾的。

只要持續記錄，就能成為睡眠日記。
以紀錄為基本資訊，就能知道你的睡眠節奏，
像是「最佳睡眠時間」
「幾點睡覺、幾點起床比較好」。

no 98

睡不著時，從被窩中出來一次

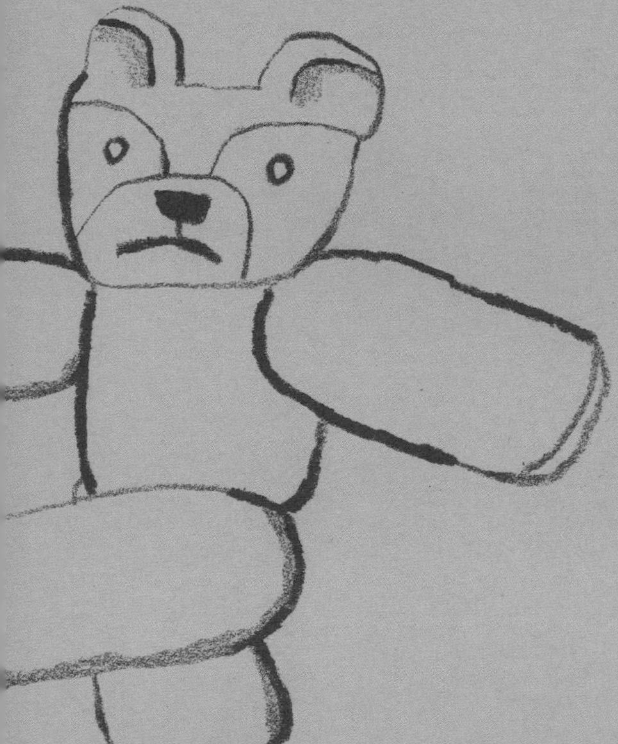

就算躺在床上也睡不著，感到很苦惱……。

相信所有人都有過這經驗，

但，若這樣的情況長時間持續下去，在精神面上也很痛苦吧！

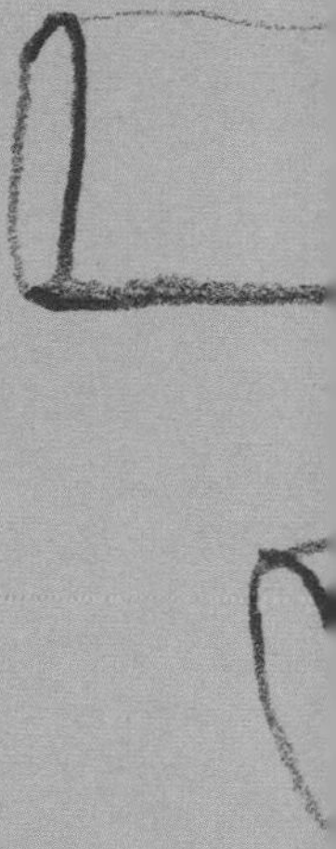

這時候，**試著先從被窩出來吧！**

果斷地想著**「不睡也不會死」，**

試著轉換心情也是一種方法。

可以試著從本書中選出自己喜歡的放鬆法來試試看。

睡不著的原因若是出在白天發生的事情上，

就必須試著**乾脆地想著：**

「今天發生了令人震驚的事，所以睡不著也很正常」。

no 99

試著裸睡

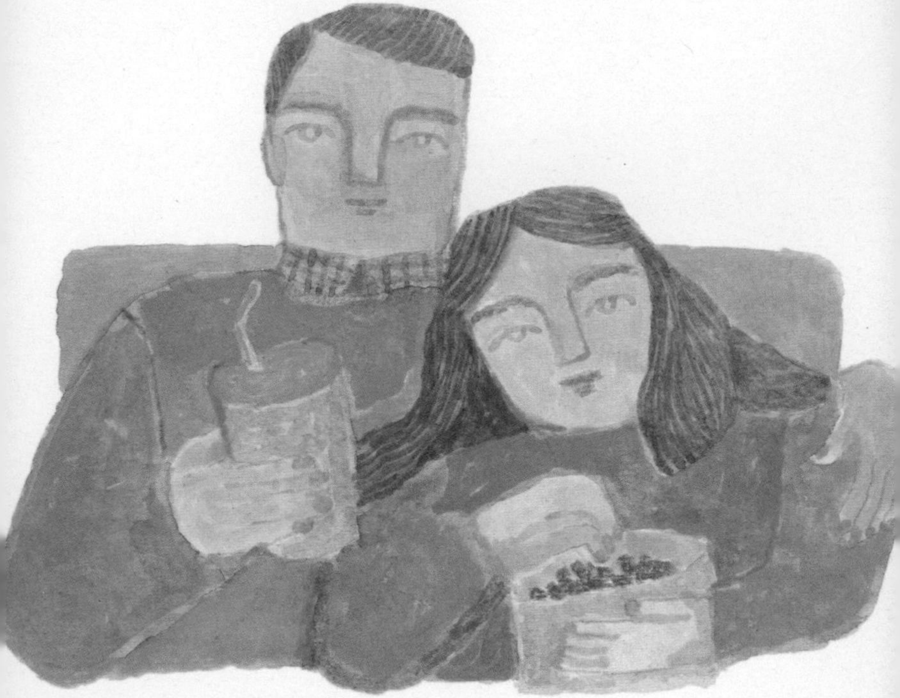

世界各國中有著各式各樣的睡眠情況。

觀看西洋畫會發現，

常出現有裸體捲裹著毯子的人物。

其實在英國以及美國

歐美等地，有很多人都裸睡。

有一說是，這樣睡很有解放感，

也有助調節體溫，

怕熱的人試著嘗試一回吧！

no100

一定要進行
夜間工作時，
先小睡
九十分鐘後再做

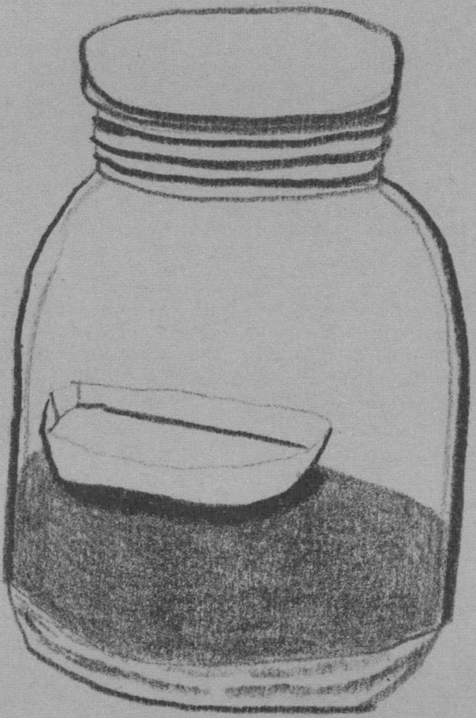

＊反應性睡眠

前幾天熬夜或睡眠不足後的熟睡，就稱為反應性睡眠。若持續失眠，疲勞會累積，導致增加深層睡眠的時間。

工作作不完，今天要來熬夜了……

這時候，果斷地試著小睡九十分鐘再工作吧！

熬夜會降低工作效率，

先睡一下，生產性才會UP。

此外，比起拖拖拉拉地作業，早點睡，

一早起來一鼓作氣地完成，進行起來也會比較順利。

no 101

哄孩子睡覺①

嬰兒是拱著背的

接近新生兒的小嬰孩雖然可愛，
但要哄睡很辛苦。

本以為抱著他終於睡了，一放到棉被裡又突然放聲大哭。
孩子被說成是「安在背後的開關」，
所以有很多父母應該都想說：「我們才想哭啊～」吧。
嬰兒在母親肚子裡時是弓著身體度過的。
因此，只要自然地讓他的背拱起來睡覺，
就會感到安心。

下次試著這麼做吧！

no102

哄孩子睡覺②

決定睡眠儀式

打造與孩子的「睡眠儀式」。
穿睡衣、刷牙、
聽音樂、看繪本等，什麼都可以。
只要每天持續相同的事，
孩子也會對「睡覺時間」有自覺。

若加入太多遊戲的要素，
會變得「更加」不想睡，
所以還是打造**靜謐的時間**吧！

手牽手、搓腳一類
肌膚接觸也很好。

床上

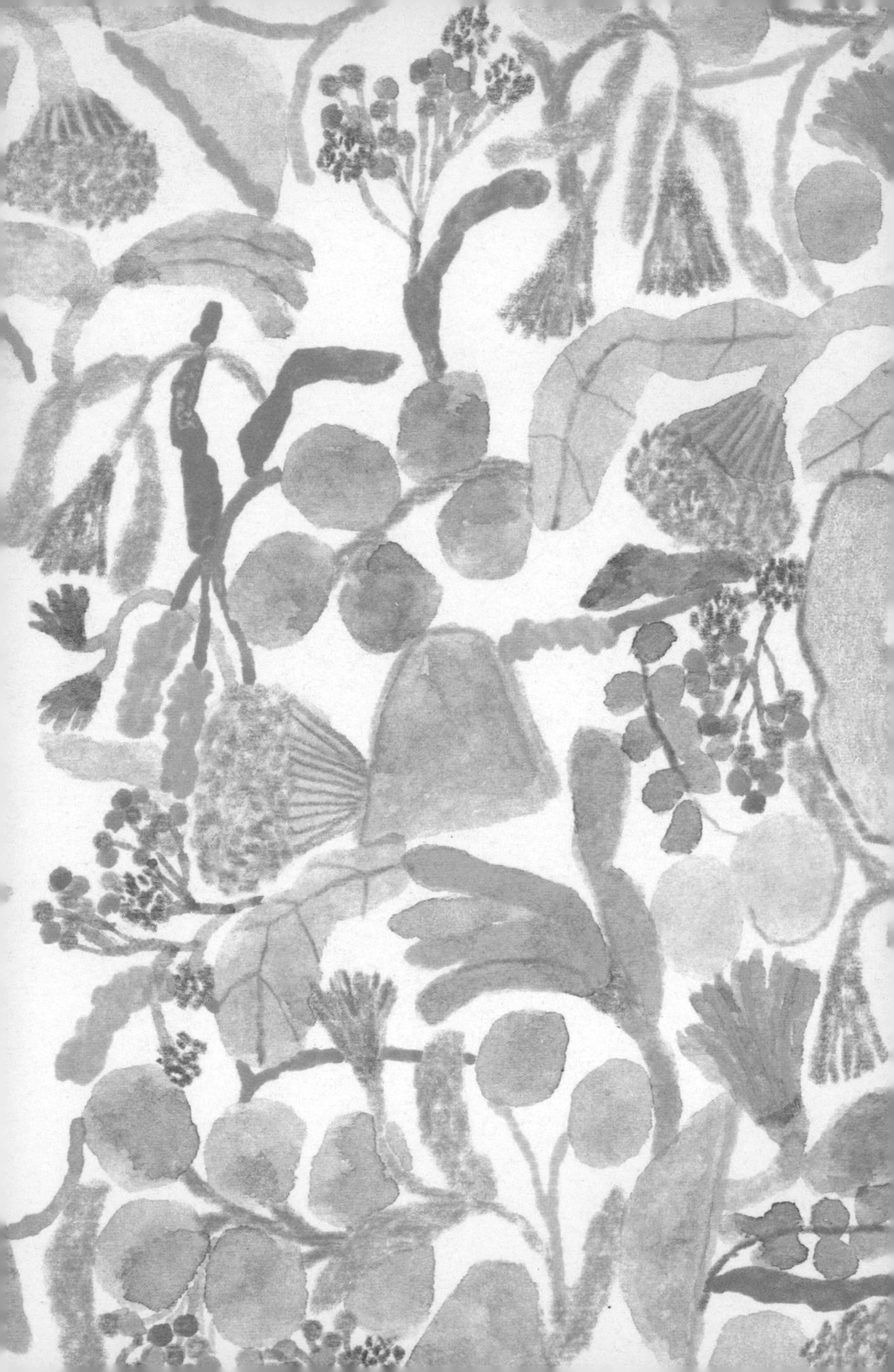

Part 4

深夜

在深夜或早晨醒來時，可以再加上的應對方法是去睡眠中心或整理夢境。

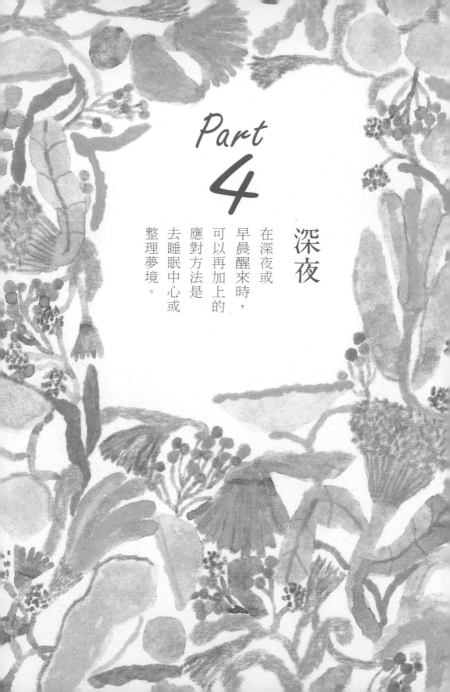

no 103

事先了解深度睡眠與快速眼動睡眠

讓我們來複習一下睡眠品質吧！

睡眠中分有兩種狀態，一是深層睡眠的「非快速動眼睡眠」，另一種是淺眠的「快速動眼睡眠」。這兩種狀態會交互發生，人的睡眠就是這樣重複著一下淺一下深的週期。

非快速動眼睡眠是大腦的休息時間。

這時候，生長激素會分泌，疲勞會消除。

另一方面，在快速動眼睡眠時，

會一邊作夢，一邊整理記憶的資料。

＊生長激素

誠如其名，除了關乎到身體的成長，也是控制代謝的荷爾蒙。能燃燒脂肪、再生細胞、消除疲勞。睡著後三小時內會大量分泌。

這時候，身體的肌肉會放鬆下來，

也是身體的休息時間。

一晚上，會形成好幾次睡眠週期。

透過調整兩個節奏，睡眠品質就會提升，

身體與心靈也會獲得療癒。

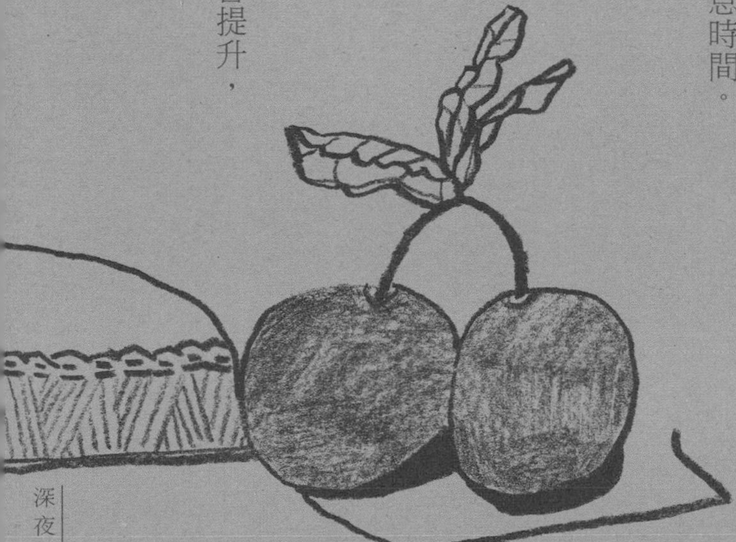

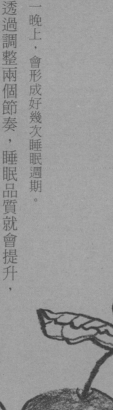

no 104

重視入睡後的九十分鐘

入睡後，最先來到的非快速動眼睡眠，
是一晚上最深沉的睡眠時間。
會分泌許多生長激素，
是代謝上升的黃金時段。

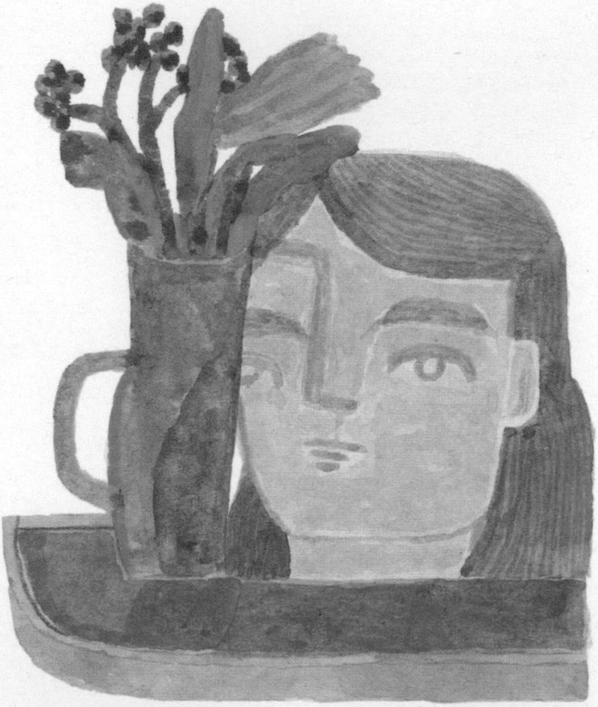

＊鬼壓床

快速動眼睡眠時會活化大腦，另一方面，身體則會鬆懈下來。這時候，若從睡眠中覺醒，據說就會出現鬼壓床的現象。

雖然也有各別的差異，但非快速動眼睡眠與快速動眼睡眠的週期約是九十分鐘左右。

因此，入睡後九十分鐘間能熟睡是很重要的。

此時，若能睡熟，接下來的週期就能順利循環。

節奏自然會規律，大腦與身體也能獲得充足的休息。

說起來，要充實黃金時段的方法很簡單。

就是每天在同一時間起床，

同一時間就寢。

看起來雖簡單，

但或許在繁忙的現代很難做到。

no 105

半夜若醒來就步出寢室

白天興奮的心情一直持續著，
或是心懷壓力、憤怒，
或是因年紀增長而淺眠。
若因各種各樣的原因導致睡眠深度持續不足，
半夜就會醒來。

若能馬上睡回去當然是最好，
但有時也會
想睡卻睡不著而感到很困擾呢！

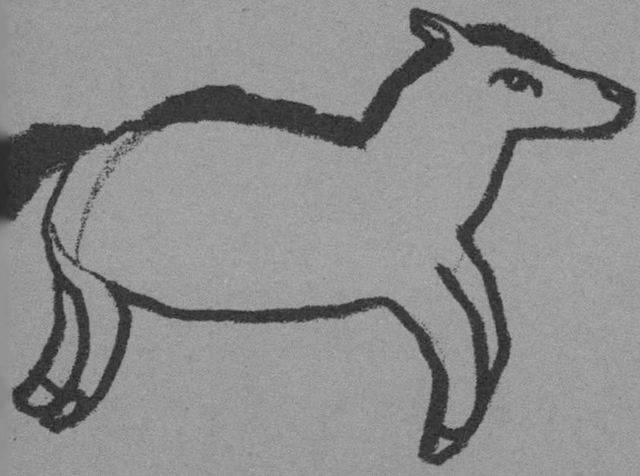

＊中途覺醒

中途覺醒就是在睡眠中，醒來好幾次而睡不著。這是所有人都經歷過的，但若影響到了日常生活，或持續很長一段時間，就要去找醫師諮詢。

這時候，

比起窩在床上苦惱，

不如掀開被子，

走出房間。

若一直躺在床上

苦於睡不著覺，

臥室就會成為失眠而痛苦的地方。

把臥室當成只是為了睡覺的地方，

直到再次想睡前，

都安靜地在客廳等處度過吧！

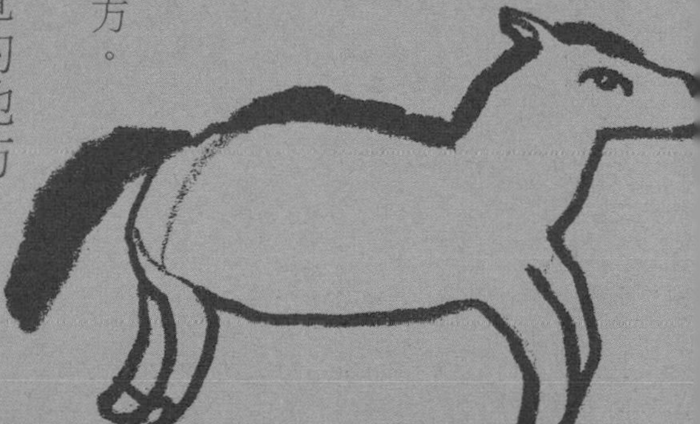

no 106

別太在意睡不著

「啊～今天又沒怎麼睡。」
「要是又在半夜醒來怎麼辦？」
「明天一早要起床……不睡不行……」

大家是不是會想著這些事？
過於在意睡不著，心情就變得愈來愈焦慮。
這樣的惡性循環會更導致睡不著。

就算因為睡眠不足而出現了什麼失誤，
也不可能會喪命。

一輩子不睡也不會死。

這麼想著，注意保持豁達心態以避免過於敏感。

有時，睡不著也是人生！

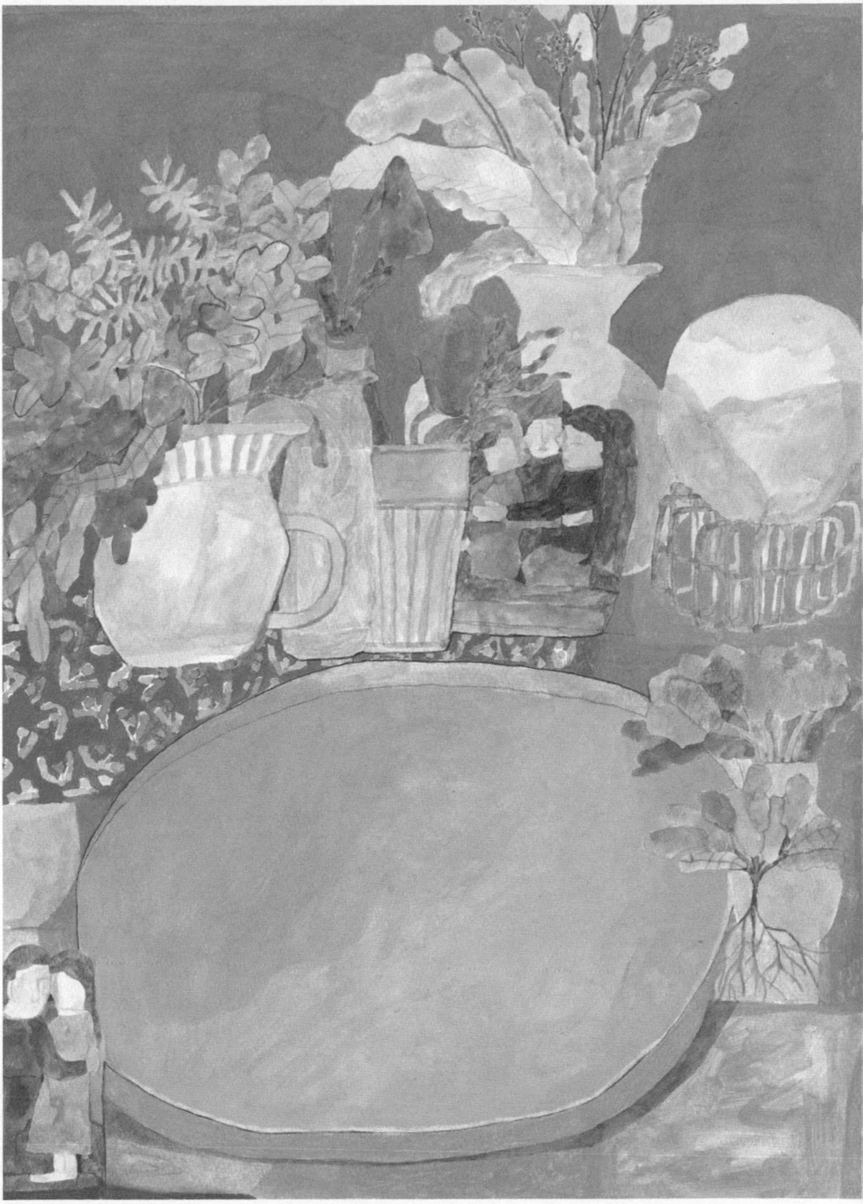

no 107

別在深夜時想事情

停止在大半夜想事情吧！

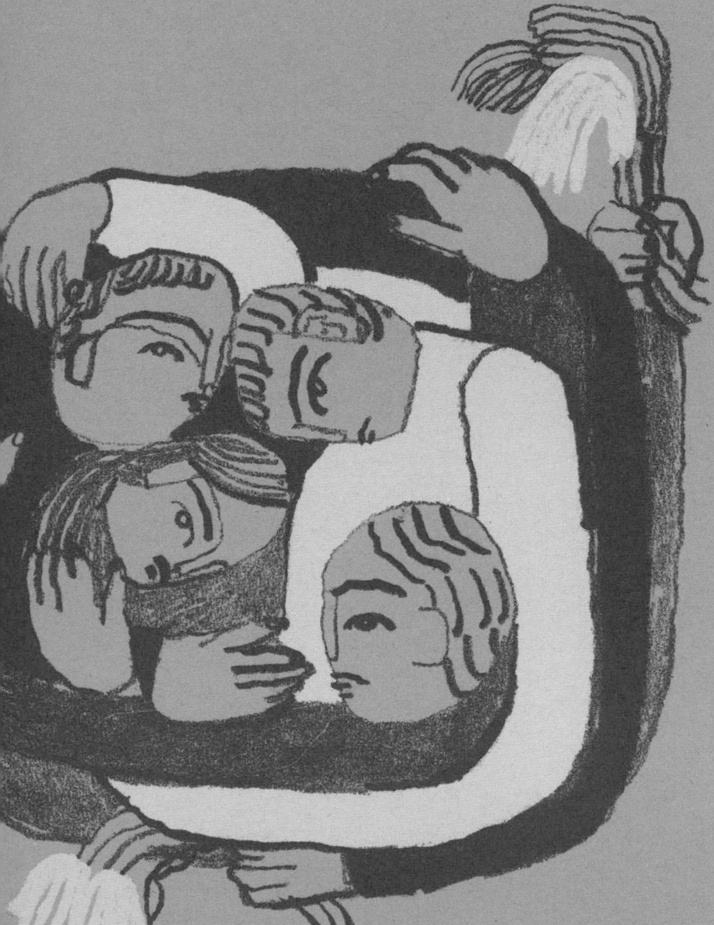

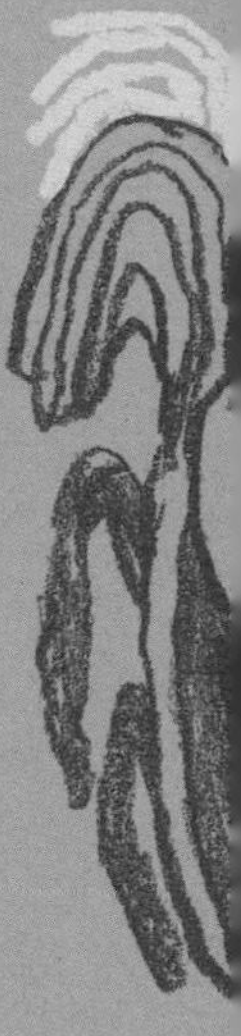

黑暗中，若只有自己一個人，
所有人都會感到孤獨。

反省昨天，擔心明天。
遙遠過去中那些討厭的事，以及到現在都無法原諒的人……。
最後，連遙遠的將來都變得悲觀，覺得不會有什麼好事。

若感受到負面的循環，
就放慢呼吸。
沒問題的，早晨一定會到來。

no108

知道去醫院的目的

是否有很多人雖然覺得睡不著很頭痛，
卻認為「要去醫院好恐怖，我不太想……」有較高的心理障礙？

「症狀要到什麼程度才需要接受診療？」

「在醫院要做什麼？」

或許也有這些不安的部分。

基本上，只要是「影響日常生活的狀態」
持續三個月以上，
就是要去睡眠中心接受診療的對象。

在醫院，可透過諮商或檢查
是否罹患了會導致失眠的疾病？以及睡眠週期如何等。

＊睡眠中心
專門診療睡眠障礙的中心或醫院。除了打呼、無呼吸，也會針對嗜睡症以及失眠等睡眠障礙進行特定的診療。

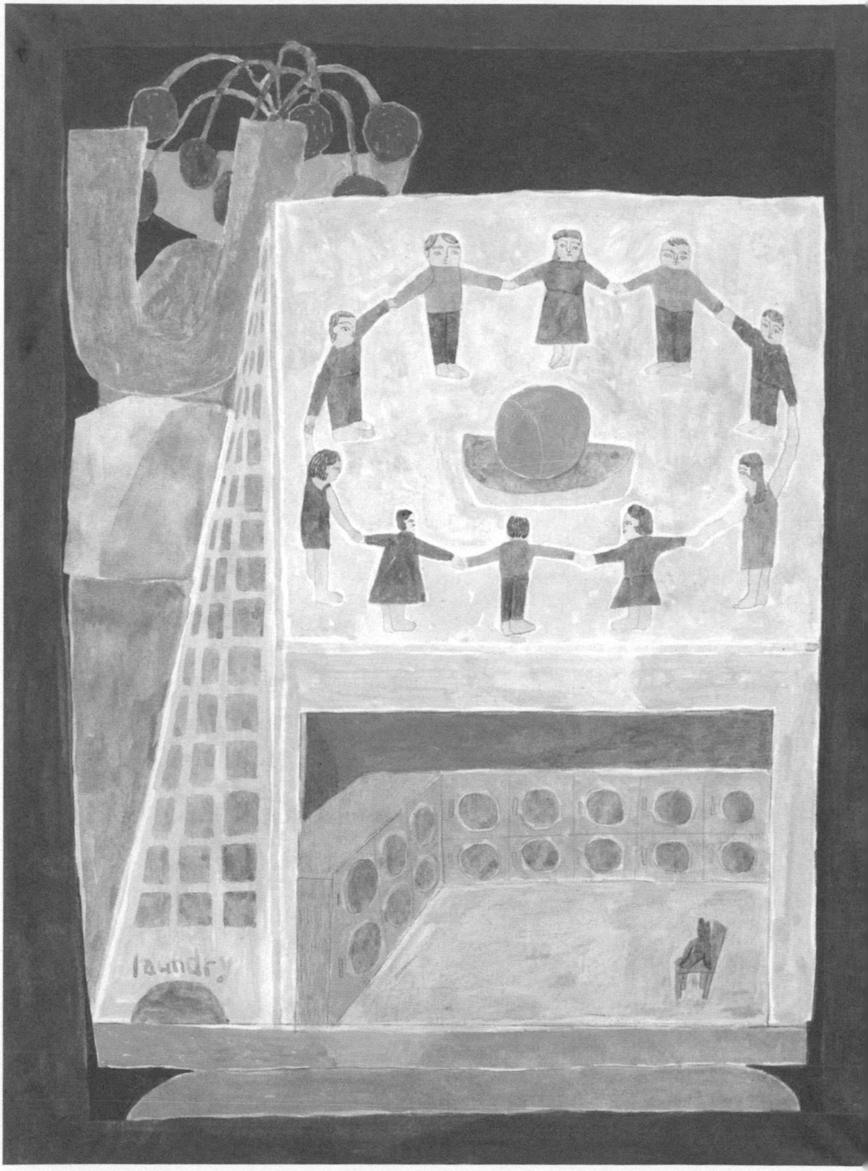
laundry

no 109

接受
因年歲增長
而導致
睡眠力降低

有一說是：「睡眠也是需要體力的」。

在體力充沛的年輕時候，總是隨時都能熟睡，

但隨著年歲的增長，早上很早就會醒來，

或是就算睡了，起床時也不清爽……。

很遺憾，人的睡眠力

會隨著年齡的增長而下降，這是事實。

一旦進入高齡，

深層睡眠的非快速動眼睡眠，就會減低至年輕時的一半。

最近失眠，感到很不安……這麼想的人，
也許是因為年紀大了？
或許我們也需要不試著這麼想。

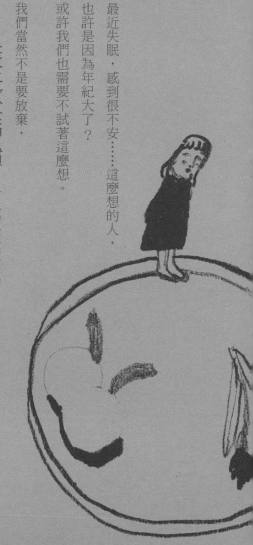

我們當然不是要放棄，
而是要**修正飲食習慣**、嘗試保健食品、
增加白天的活動量等，
能做的事有很多。

試著接受並開始思考應對法吧！

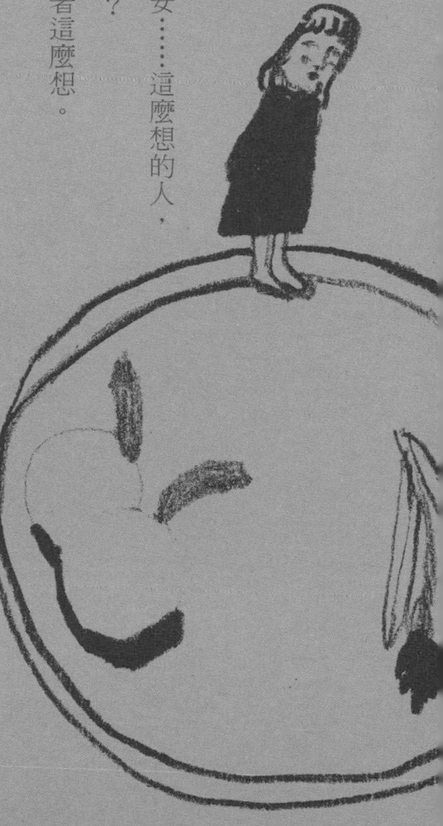

no 110

了解與失眠相關的疾病

也有一些案例，在失眠的背後，隱藏著疾病。

- ●憂鬱症或統合失調症等心靈的疾病
- ●失智症或糖尿病所導致的睡眠障礙

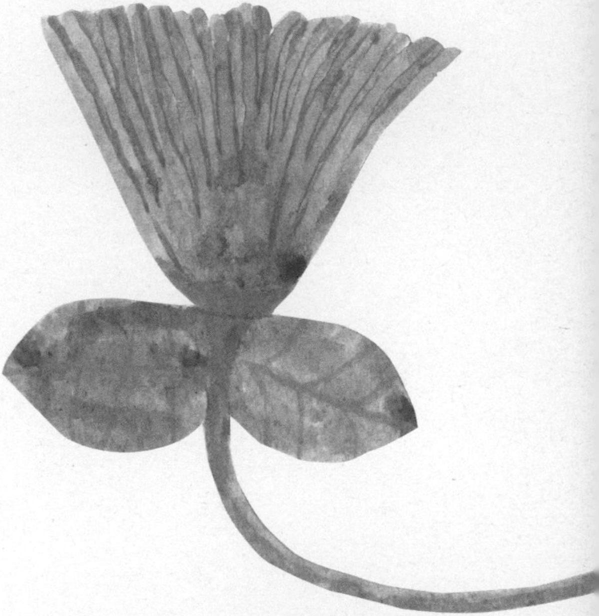

＊嗜睡症

這種症狀是，明明晚上有睡，白天仍會感到異常的想睡。一般認為，壓力會導致有嗜睡的傾向，若突然發作並實際睡了起來，在日常生活中就會造成困擾……這時候就要接受診療。

●睡眠變淺的無呼吸症候群
●會妨礙睡眠的不寧腿症候群
●哮喘等會不斷咳嗽的疾病
●睡眠節奏崩壞的晝夜節律睡眠障礙
●引起夜間頻尿的疾病

此外雖然很罕見，但也有這種疾病：
●引起嗜睡症狀的發作性嗜睡症

為了不讓身體的不適演變成失眠，

若感受到「有異狀」就要接受診療，

盡可能早期解決。

no 111

了解藥物

「要是因為睡不著而去醫院，
是不是非得吃藥不可？」
應該也有很多人像這樣
拿不出勇氣，猶豫不前的吧！

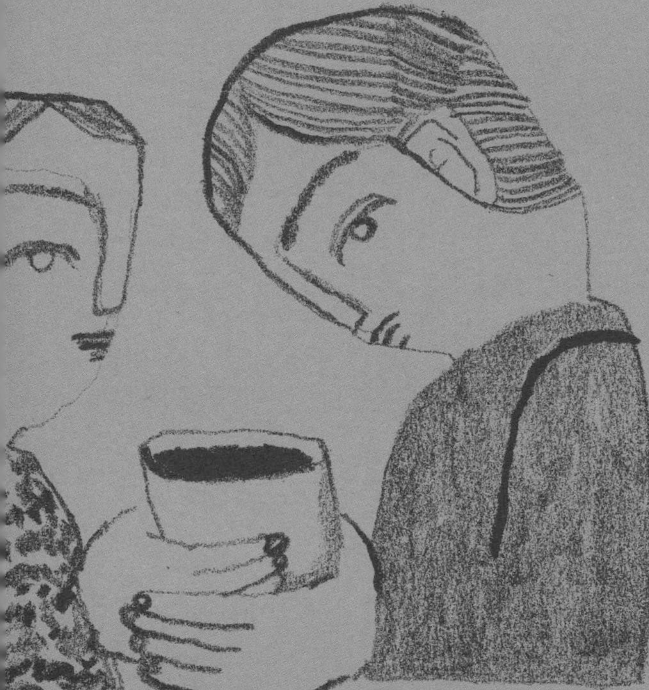

安眠藥又稱為「鎮靜安眠藥」，
成分與效能有好幾種。
實際上要不要開立藥劑處方，要看醫師的判斷。
或許有人對安眠藥的印象是很恐怖的，
但只要遵守醫師處方，別把它當成常用藥，
就能吃得安全，沒有副作用。
試著去諮詢能信賴的醫師吧！

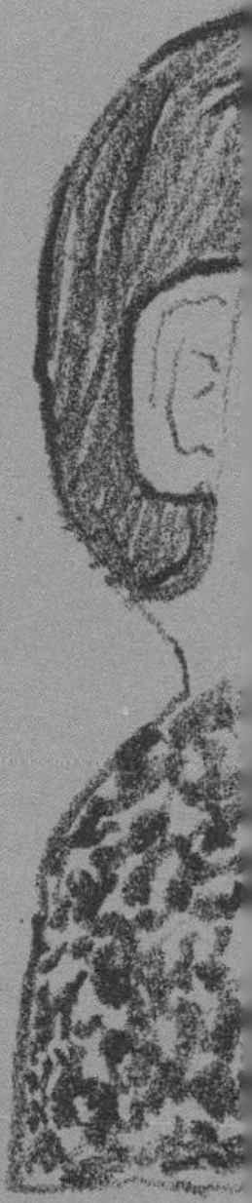

no.112 適當使用市售藥、漢方藥、保健食品

市面上販售許多有效改善失眠的商品，
例如改善睡眠的市售藥、漢方藥、保健食品等。
這三種有什麼不一樣呢？

市售藥不是長期用藥，
只適合有點睡不著的初期症狀。
漢方藥沒有即效性，
持續服用可以改善體質。
保健食品則是維護健康的食品分類。

諮詢有藥劑師的藥局，
或是**配製**漢方藥的藥局就能安心了。

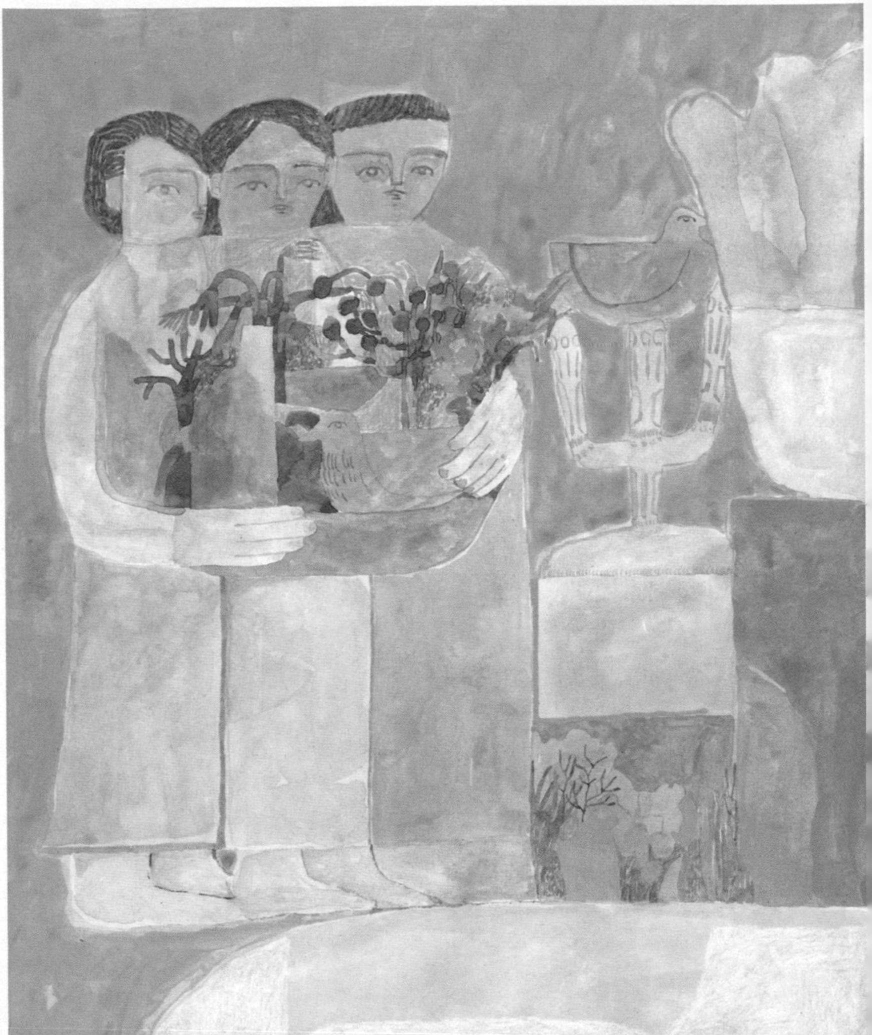

no113

作惡夢時，試著重新評估自己的狀態

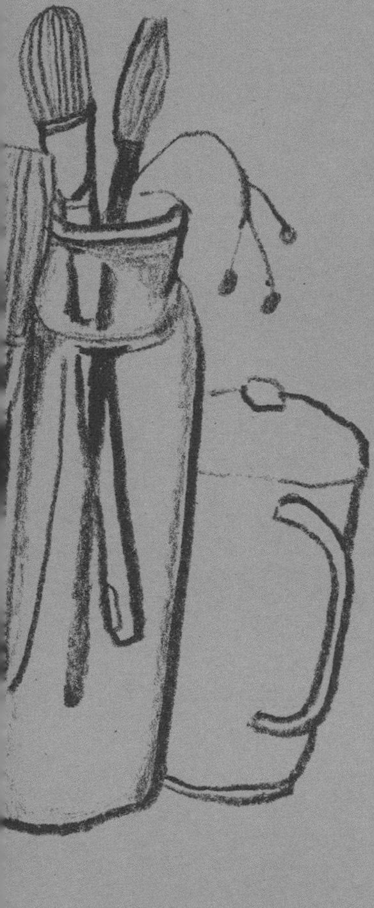

作了惡夢，半夜驚醒。
大家是否都有過這樣的經驗呢？
醒來後，想起夢的內容，胸口就怦怦直跳……。
有時也會因憤怒或悲傷而睡不著吧！

＊惡夢障礙

睡眠障礙的一種。因惡夢導致中途醒來，阻礙安眠。若持續下去，可能會出現 PTSD（創傷後壓力症候群），請前去進行諮商。

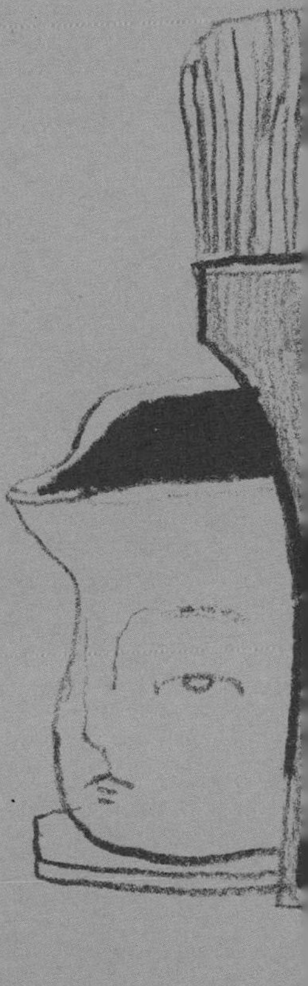

視為心理狀態，任何人都會出現這狀況，

不用太過介意，
但有一說是……惡夢與現實壓力有直接的連結。
檢視自己所處的狀況，
或許可以試著思考是否能改善。

no.114

試著在筆記本上寫下夢境

有一種說法是
「夢是來自潛意識的訊息」。
自己沒有意識到的心情、
未來的可能性、擔心的事、壓下的情緒……
代表著各種事情……。

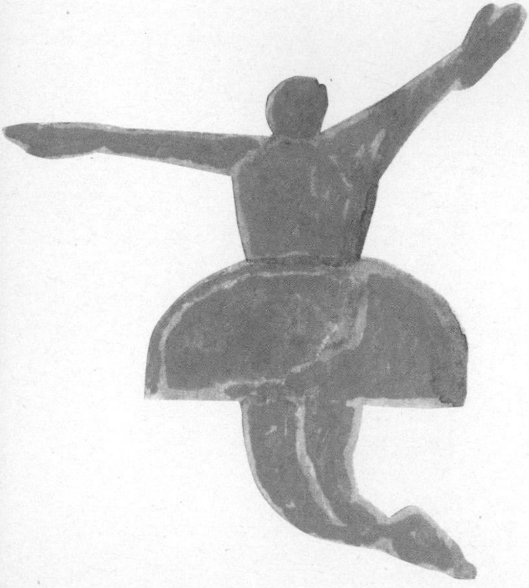

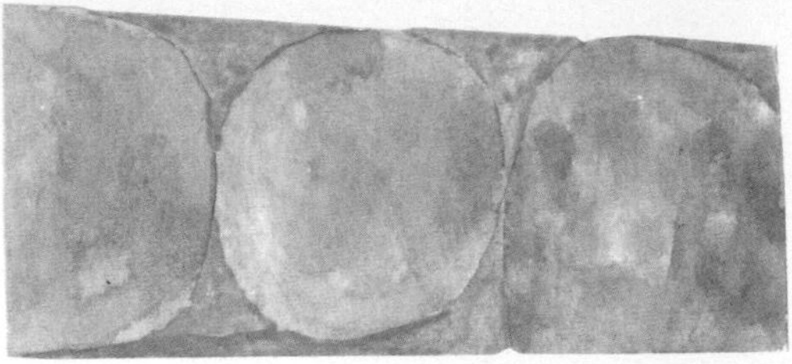

這雖然不完全科學，
但也是有夢展現了
「對某人來說是有意義的」情況。
透過作夢，消弭了心中的芥蒂，
察覺了自己真正的心情。
睡眠會**整頓**人心。

在記得夢境時，將之**寫在筆記本上**，
或許也可以試著思考一下，
那對自己有什麼樣的意義？

no 115

試著聯想夢的意義①
被追逐・奔逃・墜落

有時我們也會夢見稍微有點恐怖的夢吧！

一般來說，夢到被追趕、逃亡，

代表著焦急、日常威脅，

以及克服棘手的事；

墜落的夢則代表喪失自信或身體不適。

雖不免擔心，

但只要把睡眠想成是「整理日常記憶的時間」，

或許就能透過作夢，

理清壓力與難過的心情。

no 116

試著聯想夢的意義②

在天空飛翔・赤身裸體

夢是自由又大膽的。
試著品味夢的意象吧！

在天空中飛翔的夢代表自由、創造、想逃離的心情；
裸體的夢代表開放、人際關係、
想展現真心的心；
只有自己是裸體的，
代表社會性的疏離感或是沒有自信。

你有沒有想到什麼呢？
試著停下來思考一下吧！

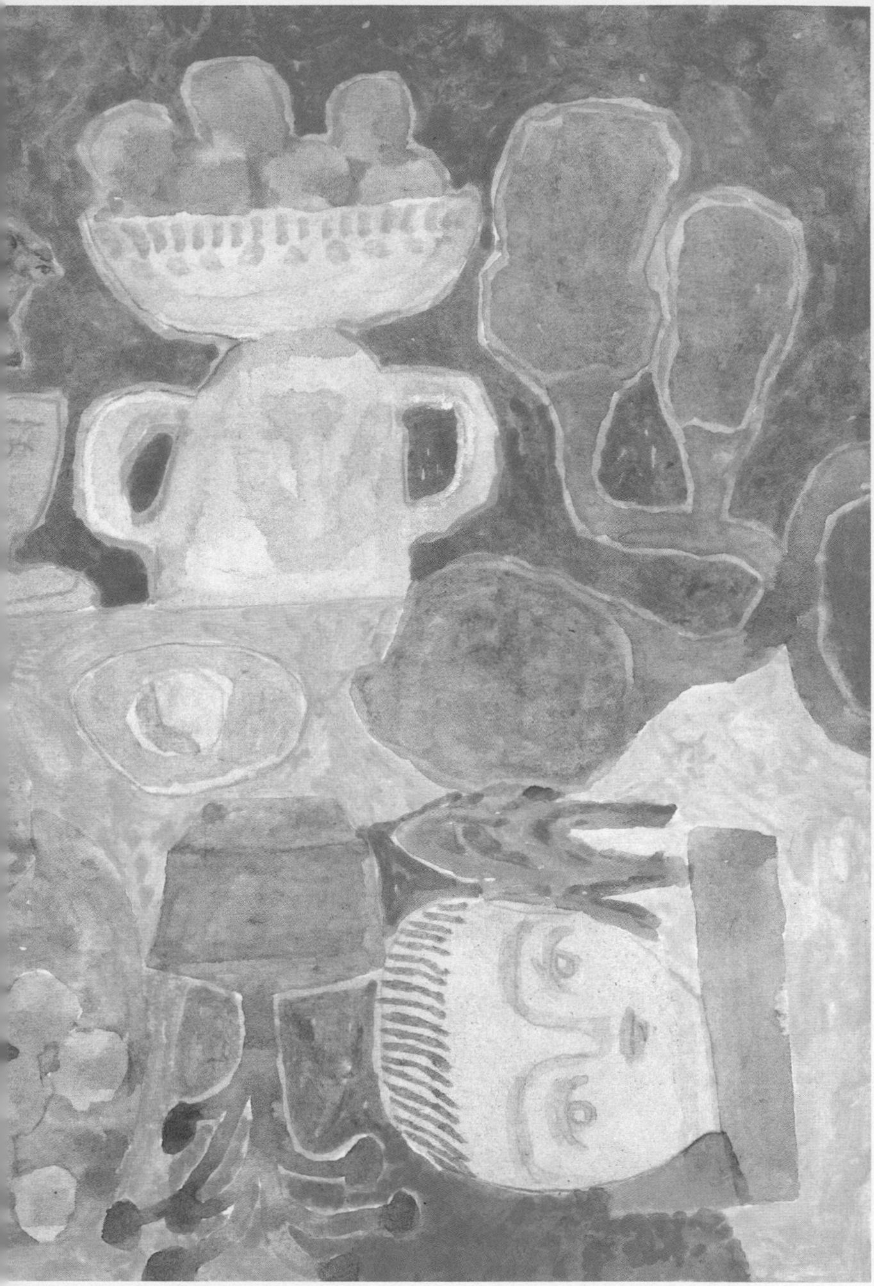

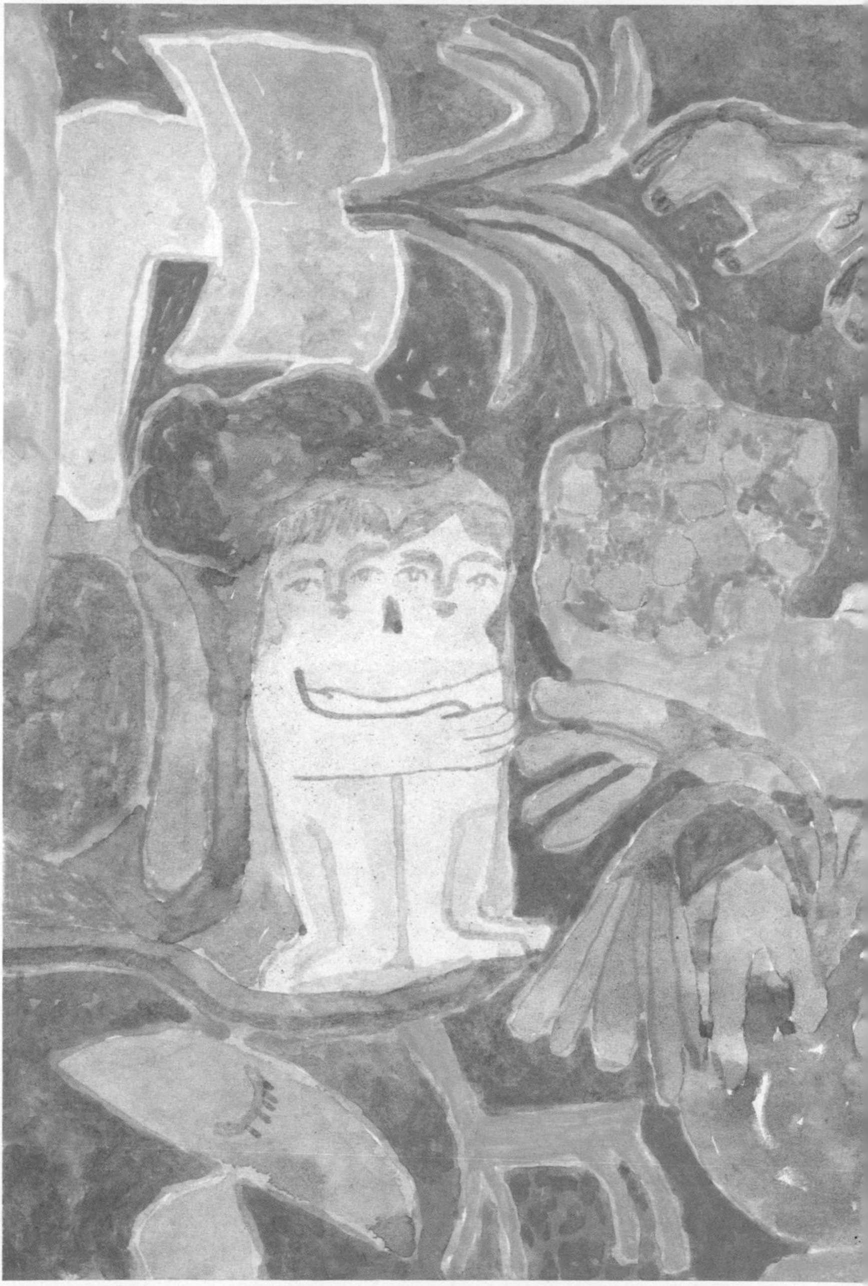

no 117

試著聯想夢的意義③
動物

出現有狗或貓等動物的夢。
每個人會因為喜歡或討厭該動物與否，
有著不同的意象。
因此不可以一概地以〇〇代表著〇〇〇來解釋，
以下介紹一般的意象做為參考。

貓：女性、對手、戀愛
狗：家人、朋友、純粹性、助力或建言
蛇：生命力、結果、克服恐懼心
鳥：自由、希望、圓滿

你對出現在夢中的動物有著什麼樣的感覺呢？

no118

試著聯想夢的意義 ④

自然

＊**潛意識**
榮格所指出，「自己沒有察覺到的心靈動向」。好幾次夢見相同的夢，或許就是應該意識到的某件事潛藏在潛意識中。

試著從夢的場景去做聯想。

天空：可能性、坦率、拓展道路
大海：安定、絕佳時機、機會
山：達成目標、結果、喜悅
森林：自立、危險、相信自己
宇宙：想像力、感受性、腳踏實地

在夢的場景中，你的心情感受如何呢？

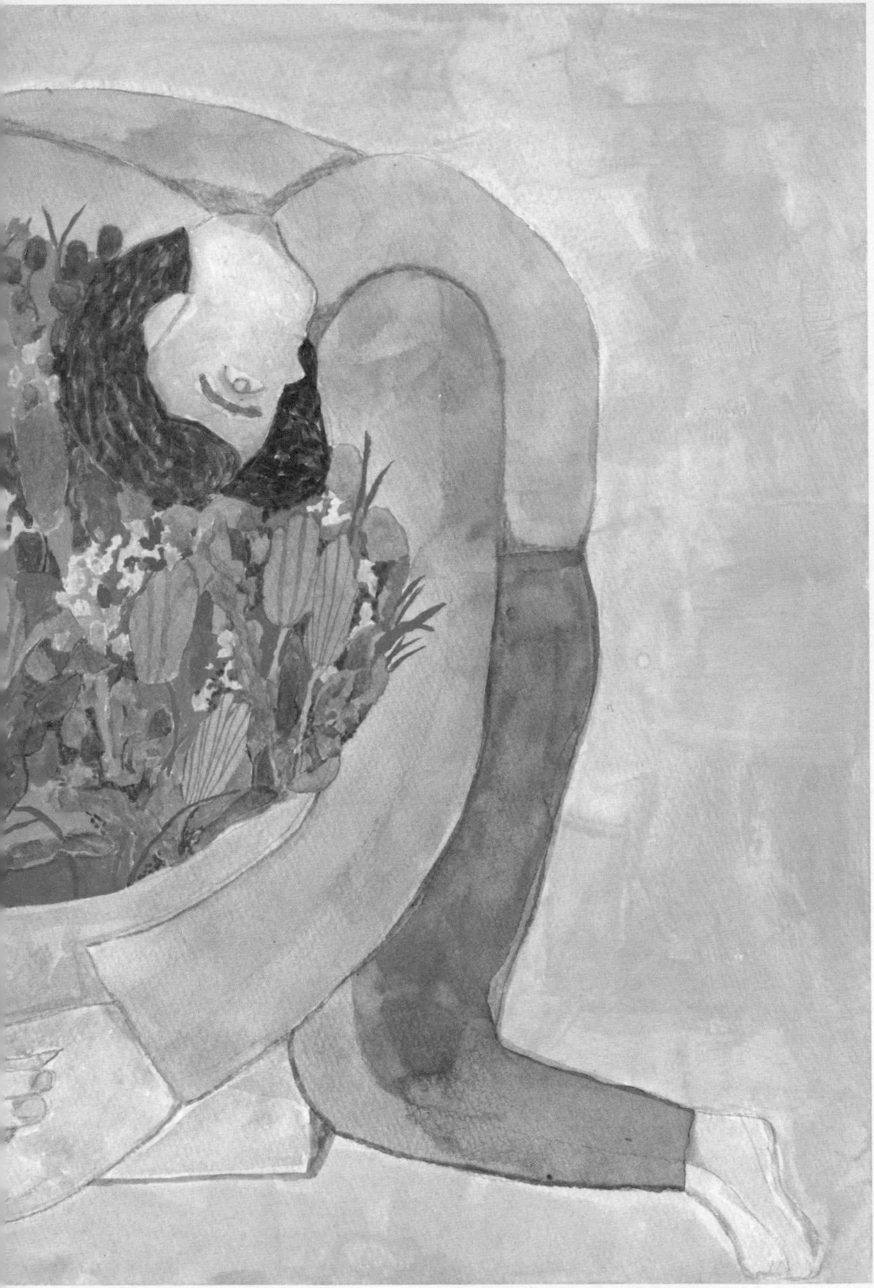

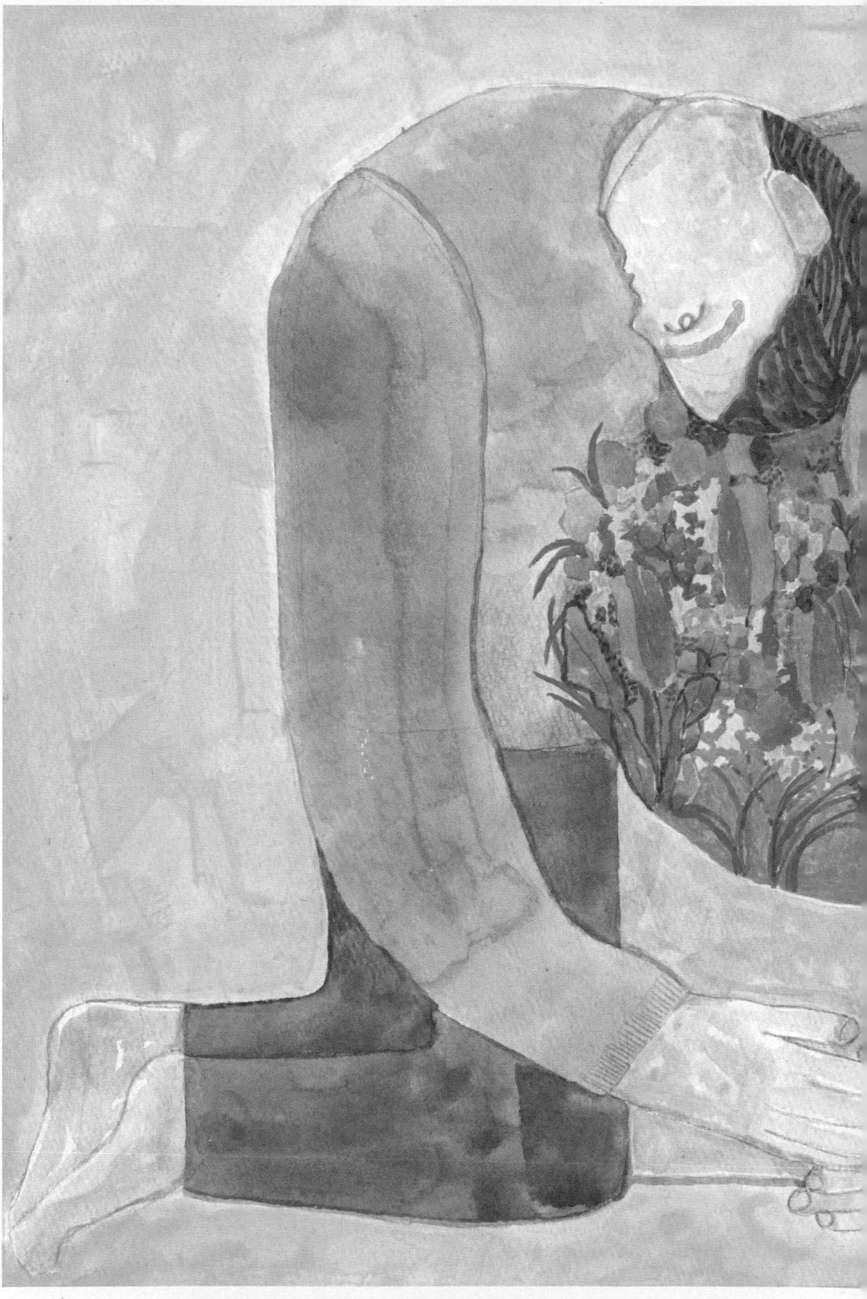

no119

試著聯想夢的意義⑤ 人物

你是不是因為忙碌而忽視了自己的感受呢？
試著回想起出現在夢裡的人物吧！

覺得討厭的同性人物，
代表扼殺了你自我的可能性；
有好感的異性人物，
代表填補了你不足的存在。

在你未注意到之處出現在夢裡的人物，
或許能調整你心靈的平衡。

no 120

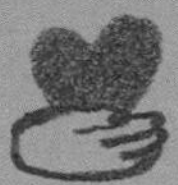

試著聯想夢的意義⑥

交通工具

＊西格蒙德·佛洛伊德

奧地利的精神科醫師、心理學家。出版過研究夢的書籍《夢的解析》（Die Traumdeutung）。

若夢中出現了想都沒想過的物品
也是很有趣的。
在此試著探討一下交通工具吧！

車：行動力、成果、力量、願望

腳踏車・摩托車：目標、達成、取得平衡

飛機・船：時機、逃避現實、消除不安

讓豐富的夢境，成為幸福的睡眠吧！

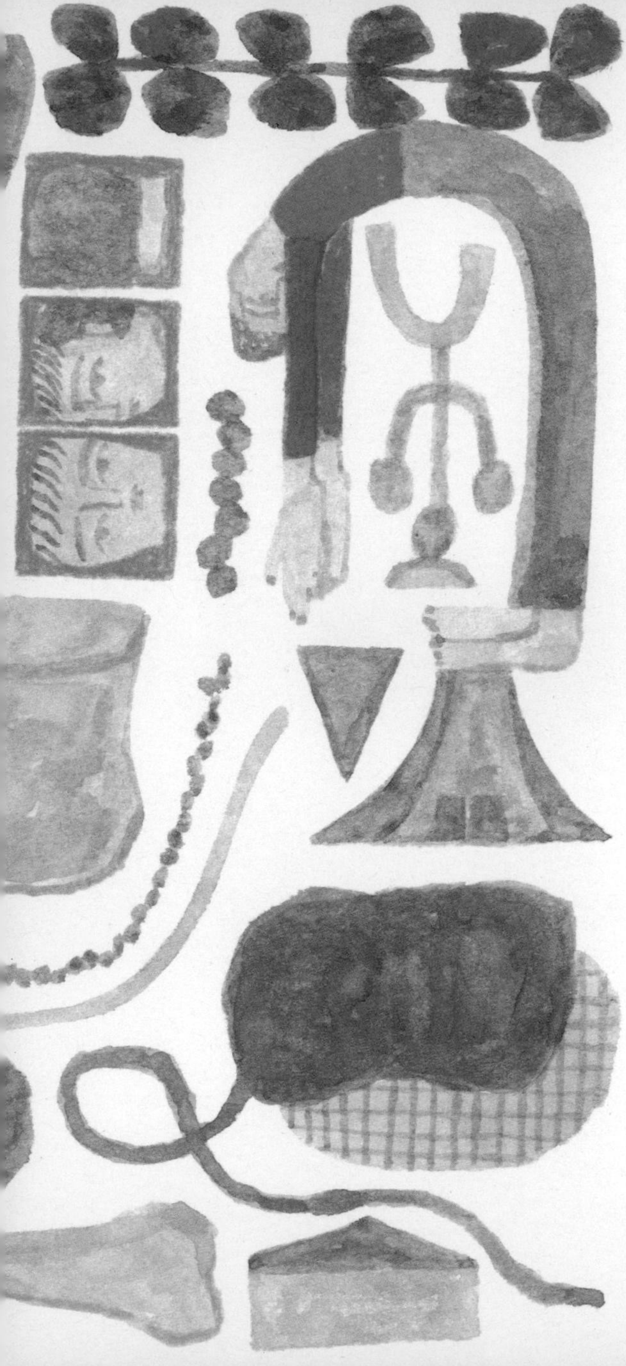

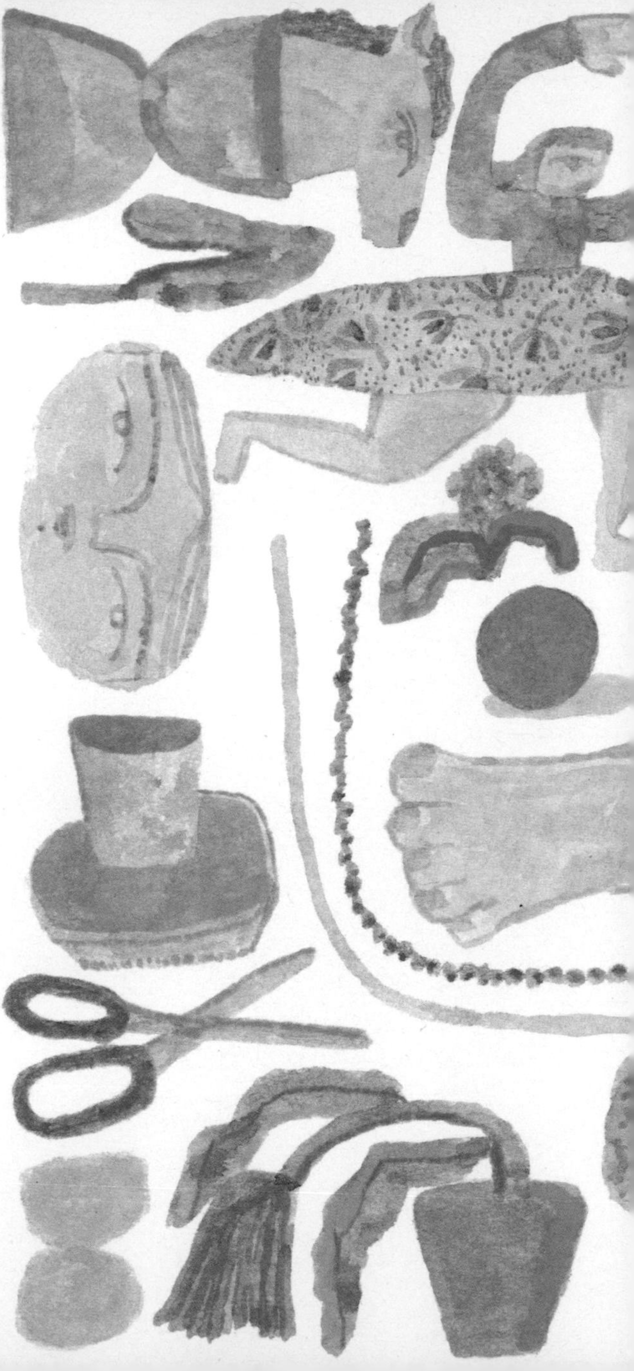

晚安

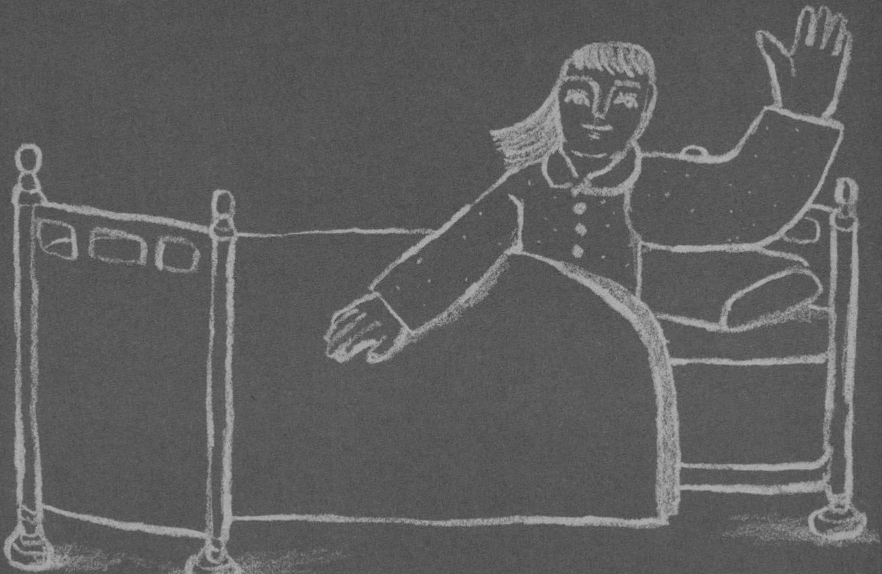

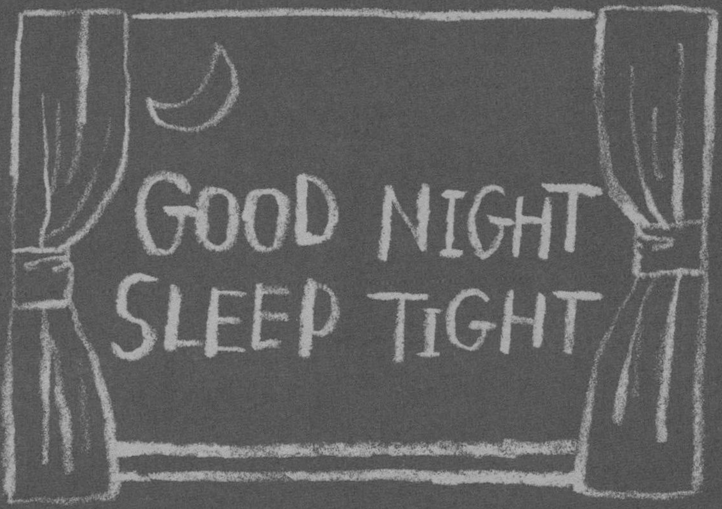
GOOD NIGHT
SLEEP TIGHT

索引

這本書中介紹到的安眠訣竅，以題目來做分類。

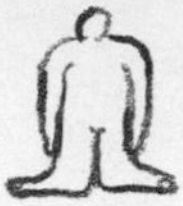

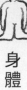

身體

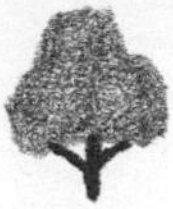

環境

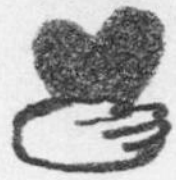

心

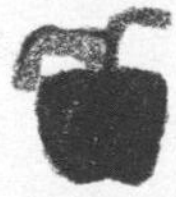

飲食

知識

監修
蘆澤裕子

市川心理診所院長。精神保健指定醫師、日本精神神經學會專科醫師及指導醫師、日本睡眠學會認定醫師。監修有《心やすらぐ、ぐっすり眠れる夢の絶景カレンダー2020》（放鬆心靈，沉穩入睡的夢幻美景月曆2020，翔泳社）。

參考文獻

『スタンフォード式 最高の睡眠』西野精治著／サンマーク出版
『スタンフォード式 疲れない体』山田知生著／サンマーク出版
『驚くほど眠りの質がよくなる 睡眠メソッド100』三橋美穂著／かんき出版
『聞くだけで自律神経が整うCDブック』小林弘幸著／アスコム
『あせらない練習』斎藤茂太著／アスコム
『誰でも簡単にぐっすり眠れるようになる方法』白濱龍太郎著／アスコム
『見るだけでぐっすり眠れる 深睡眠ブック』白濱龍太郎著／宝島社
『ねこ先生クウとカイに教わる ぐっすり睡眠法』宮咲ひろ美著／友野なお監修／KADOKAWA
『やすみかたの教科書』友野なお著／主婦の友社
『ゆるすいみん』おのころ心平著／主婦の友社
『ぐっすり眠る本 海・清流・森の3P自然音CD付き』aceilux著／池田書店

插畫

土屋未久

畫家、插畫家。一九九一年出生於愛知縣。京都精華大學藝術學系畢業，作為烏特勒支藝術學院交換學生前往留學。一邊進行展覽，一般也從事插畫工作。

https://mi9neruneru.jimdo.com/
Instagram @mi9neru

『机に向かってすぐに集中する技術』森健次朗著／フォレスト出版
『カラダが変わる！自律神経セルフケア術』小林弘幸著／NHK出版
『クロワッサン 977号 大人のからだ塾1 ぐっすり眠りたい！』マガジンハウス
『心やすらぐ、ぐっすり眠れる 夢の絶景カレンダー』芦澤裕子監修／翔泳社

秒睡、好睡，365 天的愛睏書：給高敏感的你一帖幸福處方箋 / 蘆澤裕子監修；土屋未久插畫；楊鈺儀翻譯 .-- 一版 .-- 臺北市：時報文化出版企業股份有限公司，2021.06
面； 公分 .--（身體文化；164）
譯自：GOOD SLEEP BOOK——365日ぐっすり快適な眠りのむかえ方
ISBN 978-957-13-8886-1（平裝）
1. 睡眠 2. 健康法
411.77 110005309

ISBN 978-957-13-8886-1
Printed in Taiwan

身體文化 164

秒睡、好睡，365 天的愛睏書：給高敏感的你一帖幸福處方箋

GOOD SLEEP BOOK——365日ぐっすり快適な眠りのむかえ方

監修 蘆澤裕子｜**插畫** 土屋未久｜**譯者** 楊鈺儀｜**主編** 謝翠鈺｜**封面設計** 林芷伊｜**美術編輯** SHRTING WU｜**董事長** 趙政岷｜**出版者** 時報文化出版企業股份有限公司 108019 台北市和平西路三段 240 號 7 樓 **發行專線**—(02)2306-6842 **讀者服務專線**—0800-231-705．(02)2304-7103 **讀者服務傳真**—(02)2304-6858 **郵撥**—19344724 時報文化出版公司 **信箱**—10899 台北華江橋郵局第九九信箱 **時報悅讀網**—http://www.readingtimes.com.tw｜**法律顧問** 理律法律事務所 陳長文律師、李念祖律師｜**印刷** 和楹印刷有限公司｜**初版一刷** 2021 年 6 月 4 日｜**定價** 新台幣 400 元｜缺頁或破損的書，請寄回更換

時報文化出版公司成立於 1975 年，並於 1999 年股票上櫃公開發行，
於 2008 年脫離中時集團非屬旺中，以「尊重智慧與創意的文化事業」為信念。